なぜ「黒岩恭子の口腔ケア&口腔リハビリ」は食べられる口になるのか

編著 北村清一郎 徳島大学大学院

著 柿木隆介 自然科学研究機構
井上 誠 新潟大学大学院
金尾顕郎 森ノ宮医療大学
黒岩恭子 神奈川県開業

『なぜ「黒岩恭子の口腔ケア＆口腔リハビリ」は食べられる口になるのか』刊行にあたって

　口腔ケアを行う施設などが増加し、口腔ケアの需要・必要性が高まりをみせている。なかでも、黒岩恭子先生が編み出した「くるリーナブラシ」シリーズは、誰でも簡単に口腔ケアを行うことができ、食べられる口づくりへの道具として広く評価されている。黒岩先生の口腔ケアは単に口腔の清掃に留まらず、口腔機能のリハビリを究極の目的としていることは、容易に理解できる。ところが、「口腔ケアを行うと、なぜ、食べられるようになるのか」という素朴な疑問が寄せられている。本書はそんな疑問に応えるもので、黒岩先生に症例を呈示していただくとともに、解剖学（北村清一郎）、生理学（井上　誠）、神経学（柿木隆介）、リハビリ学（金尾顕郎）などの専門家が、各分野の立場から黒岩先生の口腔ケアを解析し、更に座談会を通して総合的に、そのエビデンスを探ろうとしている。黒岩先生の口腔ケアを実践している方々が、黒岩先生を超えて、より効果的で、かつ、より口腔リハビリに繋がる口腔ケアを構築していく手だてになれば幸いである。また、口腔ケアの重要性を医療費抑制の観点から論じてもらう（小河原克訓、丹沢秀樹）とともに、舌を用いためまい治療を通して、口腔感覚の不思議さを述べてもらった（山中敏彰）。これらを通して、口腔ケアのもつ魅力を理解してもらうことも本書の目的である。

　私が黒岩先生と初めて出会ったのは、2008年ごろ、先生が徳島に講演に来られた際である。その日は朝から講演があり、午後からは"口が閉じられないようにテーピングして食べる"という体験実習であった。講演の際の1枚の写真が私を釘付けにした。それは、口唇の筋力トレーニングで驚くほどに改善された老女の顔つきであった。当時、私は、臨床家に役立ててもらうことを目的に口腔顎顔面解剖アトラスを執筆中で、顔の下半部の筋が口輪筋に集束することの意義をこの写真に見出した。口腔ケアが口腔のリハビリに繋がることを、実感させてくれた写真でもある。実習終了後、この写真のアトラスへの掲載をお願いしたところ、先生は快く承諾してくださった。先生は、世の役に立つと思えば、いくらでも差し出すことのできる広い心の持ち主である。先生の口腔ケアへの情熱の原点を垣間見た気がした。

　口腔ケアが口腔のリハビリに繋がれば、口腔ケアを行うものにとってこれ以上の励みはない。本書がそれに少しでも役立つならば、これ以上の喜びはない。

2013年2月

北村清一郎

CONTENTS

P_03 刊行にあたって

なぜ「黒岩恭子の口腔ケア&口腔リハビリ」は食べられる口になるのか

P_06

1 黒岩恭子の口腔ケア&口腔リハビリ

「くるリーナブラシ」シリーズの特徴と口腔ケア&口腔リハビリ症例

● 黒岩恭子

P_24

2 座談会

なぜ「黒岩恭子の口腔ケア&口腔リハビリ」は食べられる口になるのか

● 北村清一郎　柿木隆介
井上 誠　金尾顕郎　黒岩恭子

3 P_36
「黒岩恭子の口腔ケア＆口腔リハビリ」を解剖する

1. 嚥下の理解に必要な解剖学の知識
   ──口腔機能の改善はなぜ嚥下機能の改善に繋がるのか
   - 北村清一郎
2. 生理学の視点からみる
   - 井上　誠
3. 「咀嚼と脳機能」の視点からみる
   - 柿木隆介　坂本貴和子
4. 理学療法士の視点からみる
   - 金尾顕郎

4 P_76
口腔ケアによる医療費抑制の現状

「連携専門的口腔ケア」の重要性
──医療費抑制について
- 小河原克訓　丹沢秀樹

P_84
COLUMN
口腔感覚の不思議
──舌でめまいを治す
- 山中敏彰

P_90
索引

イラストレーション　上村一樹
ブックデザイン　　　金子俊樹

「くるリーナブラシ」シリーズの特徴と口腔ケア＆口腔リハビリ症例

黒岩恭子（神奈川県開業）

1 「くるリーナブラシ」シリーズの特徴

　筆者は20数年前、病院、施設、養護学校、在宅へ初めて診療に出かけ、患者さんたちの口腔内のひどい状況を見て衝撃を受けた。なんとか口腔環境をよくしなければ心身にリスクが及ぶのではないかと危惧し、口腔ケア用品の開発に取り組み始めたのである。

　忙しい介護や看護、医療、リハビリテーション現場で口腔ケアを導入してもらうには、どのようにしたらよいのか。口腔環境の悪い口腔を、口腔ケアの専門家ではないコ・メディカルスタッフや家族が、危険を伴わずに安全かつ簡単に、しかも持続してケアできる口腔ケア用品とはどのようなものなのか。高齢者、病気の方、障害をもった方、がんを患った方などのさまざまな口腔機能に対応できる口腔ケア用品とはどのようなものなのか。

　週2日の休診日は診療室以外の現場に出かけ、自院に来院する患者さんの口腔内とは全く異なる患者さんの口腔ケアをどのように行えばよいのか、考えあぐねていた。そのときの心境は、自分自身が小人になって口腔内をさまよっているようであった。

　明けても暮れても試行錯誤し、最初の「くるリーナブラシ」（オーラルケア、図1、2）の完成に10年を要した。その後、咽頭ケアによる唾液や痰の喀出ができる製品も「くるリーナブラシ」シリーズ（図1、2）として生み出すことができた。

　2012年現在、「くるリーナブラシ」シリーズは、オーラルケア社の協力を得て8種類の販売まで漕ぎ着けたため、患者さんの心身状態と口腔機能に合った使いやすいものを選ぶことができる。口腔内の状態の異なる一人ひとりに、口腔ケアと口腔リハビリを同時に行え、嚥下障害のない方であれば、飲食への早道にも繋がる。

　「くるリーナブラシ」シリーズを使用するときは、基本的には保湿剤を併用するのが望ましい。特に、脱水状態を来していたり、薬の副作用や開口したまま口呼吸で臥床状態が続いて口腔乾燥を起こしている状態だと、指や「くるリーナブラシ」シリーズを口腔内に挿入した際、粘膜が引きつれたり、擦れて痛みを伴うことがあるため、この不快感が口腔ケアの拒否に繋がりやすいので、必ず保湿剤を併用することを勧める。

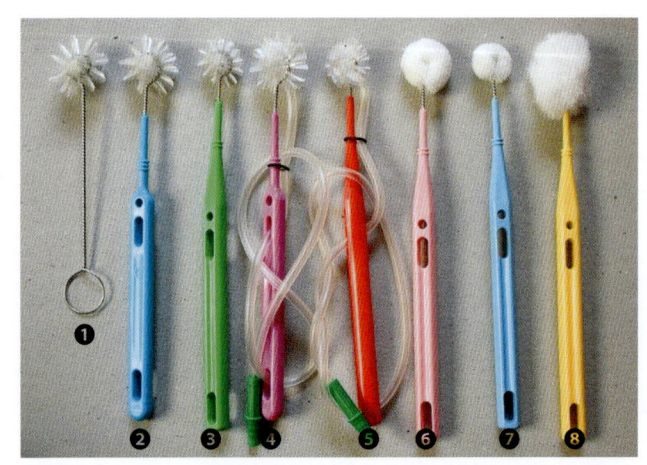

図❶　「くるリーナブラシ」シリーズ。左より、①くるリーナブラシ、②柄付くるリーナブラシ、③ICUブラシ、④吸引くるリーナブラシ、⑤吸引ICUブラシ、⑥モアブラシ、⑦ミニモアブラシ、⑧ふぁんふぁんブラシ

なぜ「黒岩恭子の口腔ケア&口腔リハビリ」は食べられる口になるのか

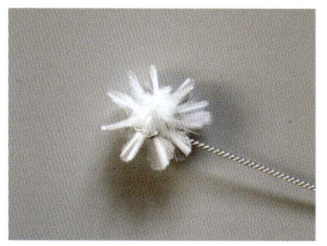

1 くるリーナブラシ。ワイヤーの柄の輪に人差し指を入れて、操作する

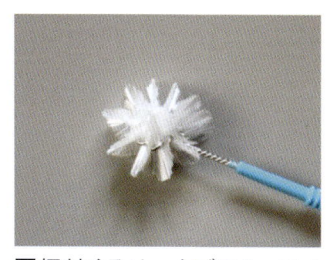

2 柄付くるリーナブラシ。ワイヤー部を曲げると使いやすいが、柄はしならない。強いストレッチを加えるときに有効。歯のない方、手や指が不自由でも自分で口腔ケアができる方に適している

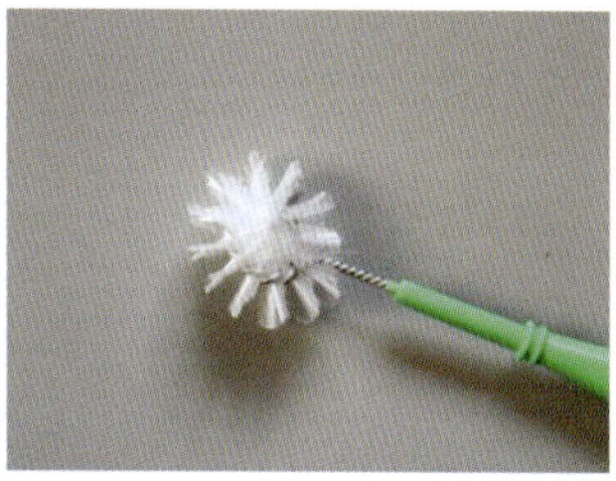

3 ICUブラシ。毛先は柄付くるリーナブラシより小さめで、口の中が狭くても隅々まで清掃できる。開口困難な方の口腔内にも挿入しやすく、口腔ケアも行いやすい。挿管中の狭い口腔内で小回りが利く。柄は弾力性がある

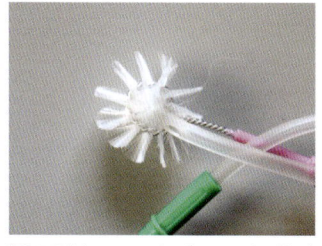

4 吸引くるリーナブラシ。細菌が気管に迷入しないように、吸引カテーテルをつけた。咽頭部の痰や粘り気のある唾液を吸引しながらケアできる。口の中が乾燥しやすくなるので、吸引圧を強くしないように注意する。口腔ケアを行いながらスピーディーに歯も磨ける

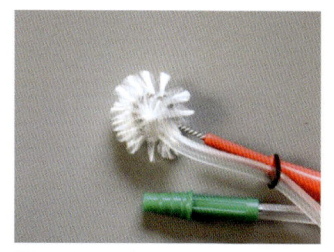

5 吸引ICUブラシ。ICU病棟で挿管チューブが入っている方は、口腔内が狭くなっている。毛先が小さい本品は、そうした口腔内を隅々まで磨くことができ、挿管チューブも磨ける。また、咽頭に貯留している粘着性の唾液や痰の吸引を容易にできる。柄は弾力性がある

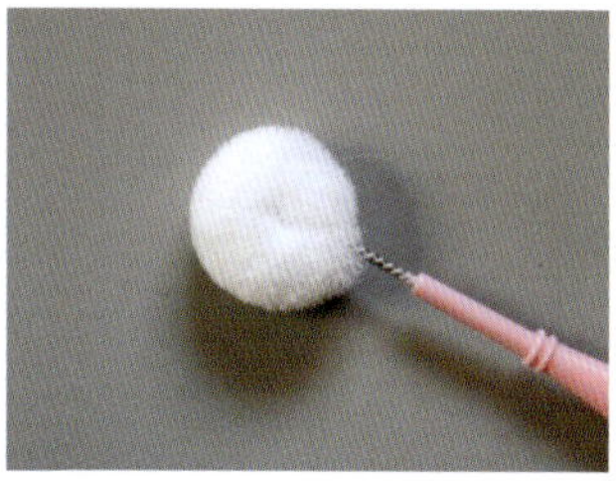

6 モアブラシ。口腔乾燥がひどい場合は、保湿剤を塗布して口腔内を潤し、唾液腺を刺激すると、唾液分泌を促しやすい。口腔周囲筋や舌を容易にストレッチでき、口の動きを出せるので、唾液も飲み込みやすくなり、嚥下のトレーニングになる。喀出した唾液や痰を毛先に巻きつけ、除去しやすい。柄は弾力性がある

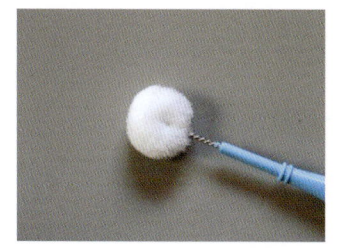

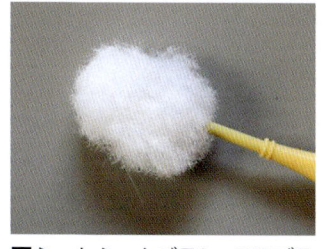

7 ミニモアブラシ。口の中の狭いところの汚れを取り、細かなストレッチを行える。口腔ケアに過敏な方や拒否する方に受け入れてもらいやすく、障害をもった乳幼児の口腔ケアやリハビリに効果がある。柄は弾力性がある

8 ふぁんふぁんブラシ。モアブラシより毛先を長くし、植毛を少なくして、口腔粘膜に優しくした。強い痂皮症状、重い認知症状、口腔がん、ターミナル期患者の口腔ケアが行いやすい。本品は黒岩恭子の直接指導を受けた方のみに販売。柄は弾力性がある

図❷　種類別に毛先を拡大した「くるリーナブラシ」シリーズ

1 黒岩恭子の口腔ケア＆口腔リハビリ

2 脳梗塞、認知症、後部伸展

◎年齢　　83歳
◎病歴　　脳梗塞、認知症
◎依頼理由　老人施設からの依頼。徐々に食が細くなり、ゼリーを2口、3口やっと食べられる程度のため、飲食し続けられるように、口腔の評価をしてほしい

初診の状態：
車椅子上で後頸部と背部が伸展し、緊張が高く、体幹が左側に傾く。前頸部も伸展している。口腔周囲筋が後方に引かれている（図3、4）。

アセスメント：
僧帽筋と後頸部、顔面のマッサージを行う。また、口腔内のストレッチを行いながら、モアブラシにて口腔の清掃を行う。

施行：
施設の介護職・栄養士・看護職に①～④を伝達した。
①端座位を促し、姿勢を安定させて（図5）、僧帽筋と後頸部のマッサージ（図6）とストレッチを行った。
②口腔機能を引き出すように顔面マッサージと口腔内への刺激（図7、8）を行った。
③モアブラシにて口腔内をストレッチしながら口腔を清掃し、口腔ケア＆口腔リハビリ（図9～13）も行った。
④水分補給ゼリーの介助・ゼリー食の介助を行った。

結果：
①後部に伸展して緊張し動きにくかった顔面筋が、動きやすくなった（図14）。
②飲み物を見て、飲もうとする口形ができた（図15）。
③水分補給ゼリーをすすって、容易に飲む口ができた（図16）。

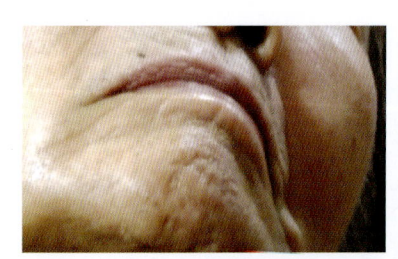

図❸　車椅子上で後部が伸展し、左側に傾く。口腔周囲筋が後方に引かれている

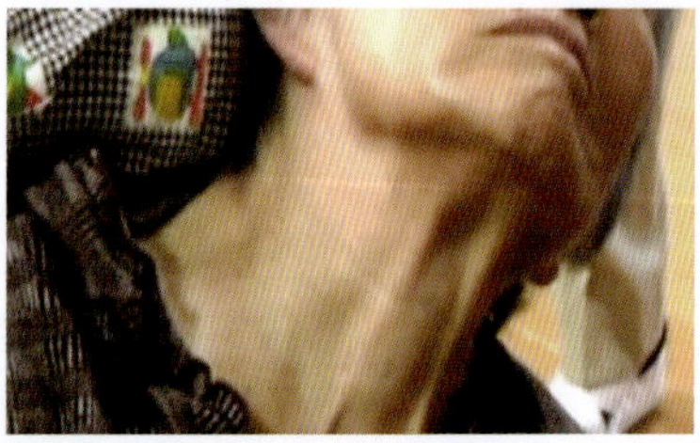

図❹　前頸部も伸展している

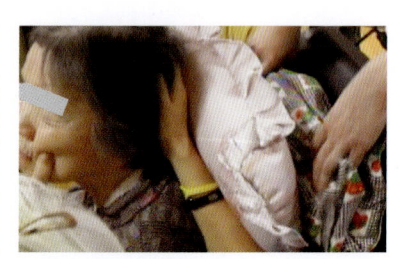

図❺　車椅子の接触面と身体に隙間を作らないように、クッション、バスタオル等で補正

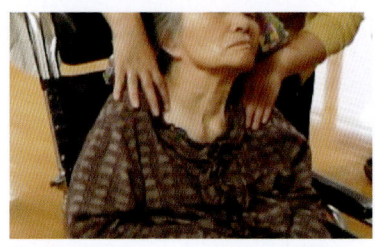

図❻　身体全体、特に頸部が緊張しているため、マッサージを行う

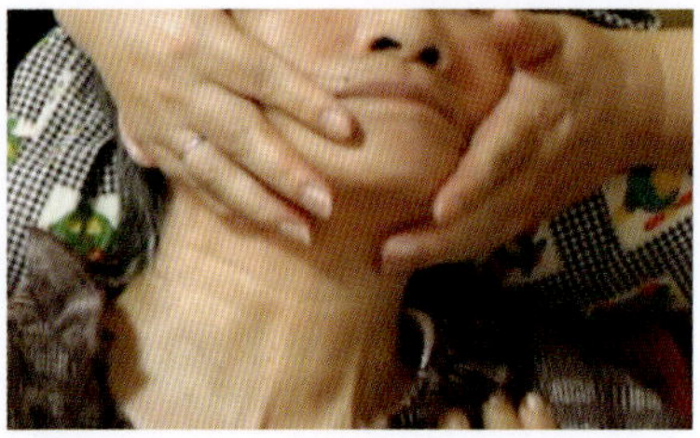

図❼　顔面をマッサージ

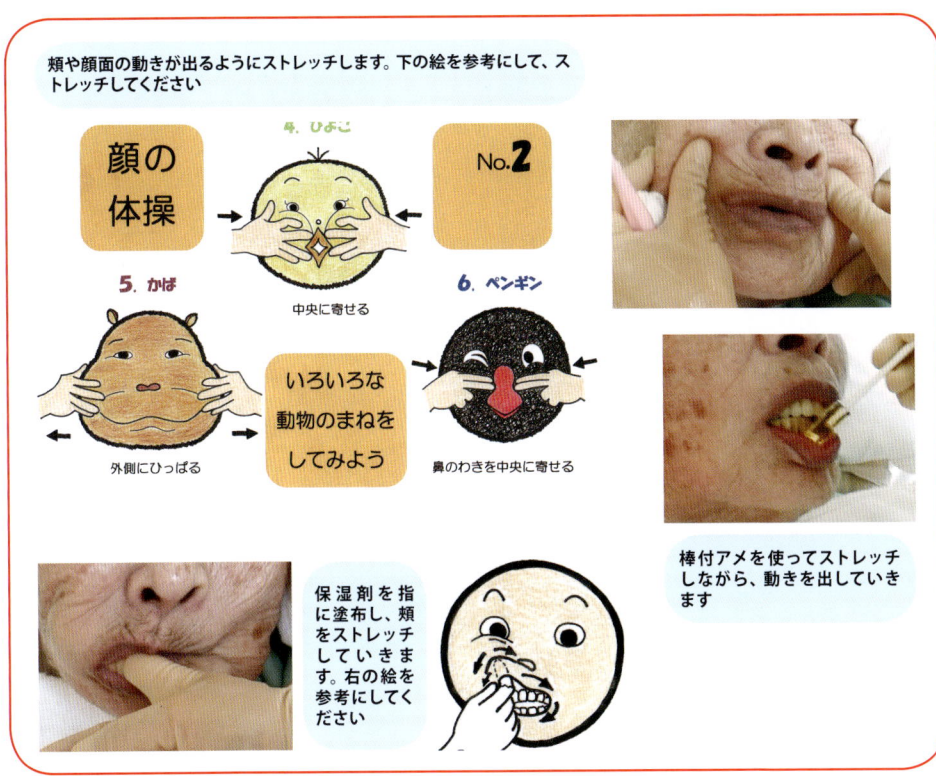

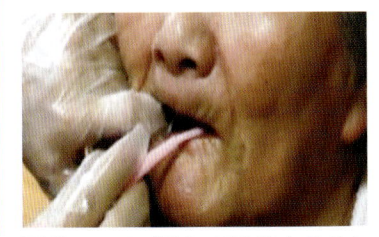

図❽　顔面マッサージと口腔内への刺激

図❾　モアブラシで口腔内をストレッチしながら、口腔を清掃

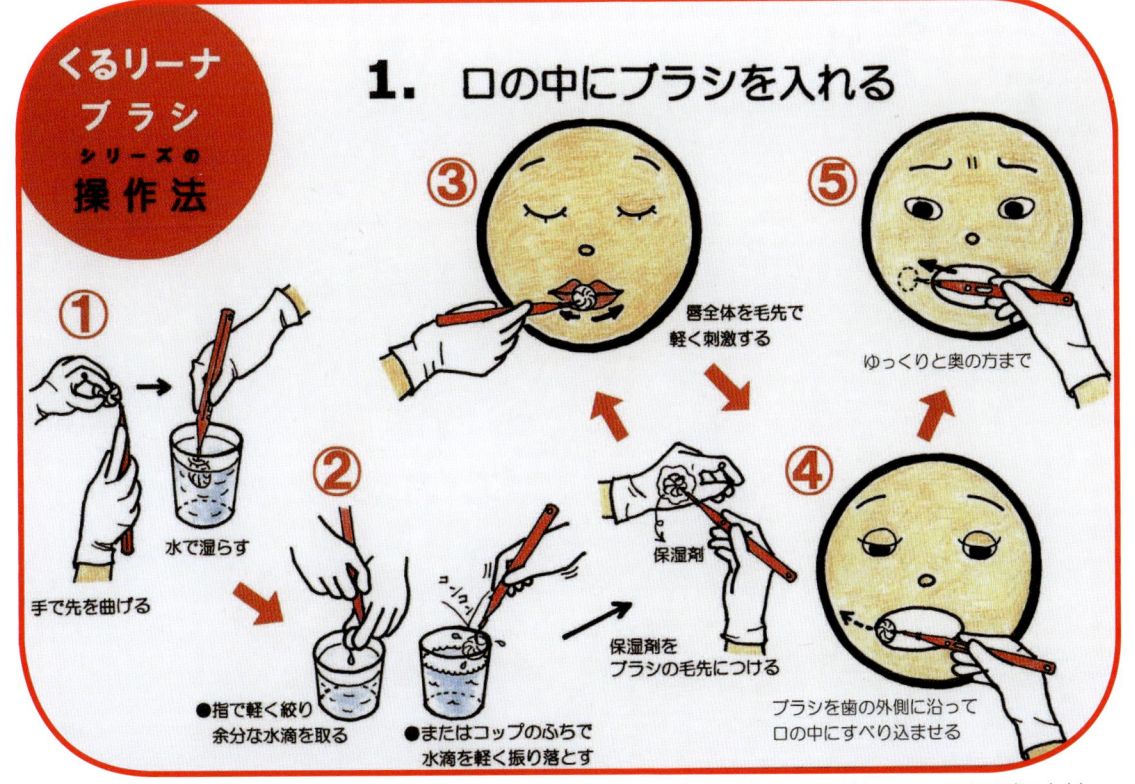

図❿　口腔ケア＆口腔リハビリ①（黒岩恭子の口腔リハビリ＆口腔ケア．デンタルダイヤモンド社，2010：29より引用改変）

1 黒岩恭子の口腔ケア&口腔リハビリ

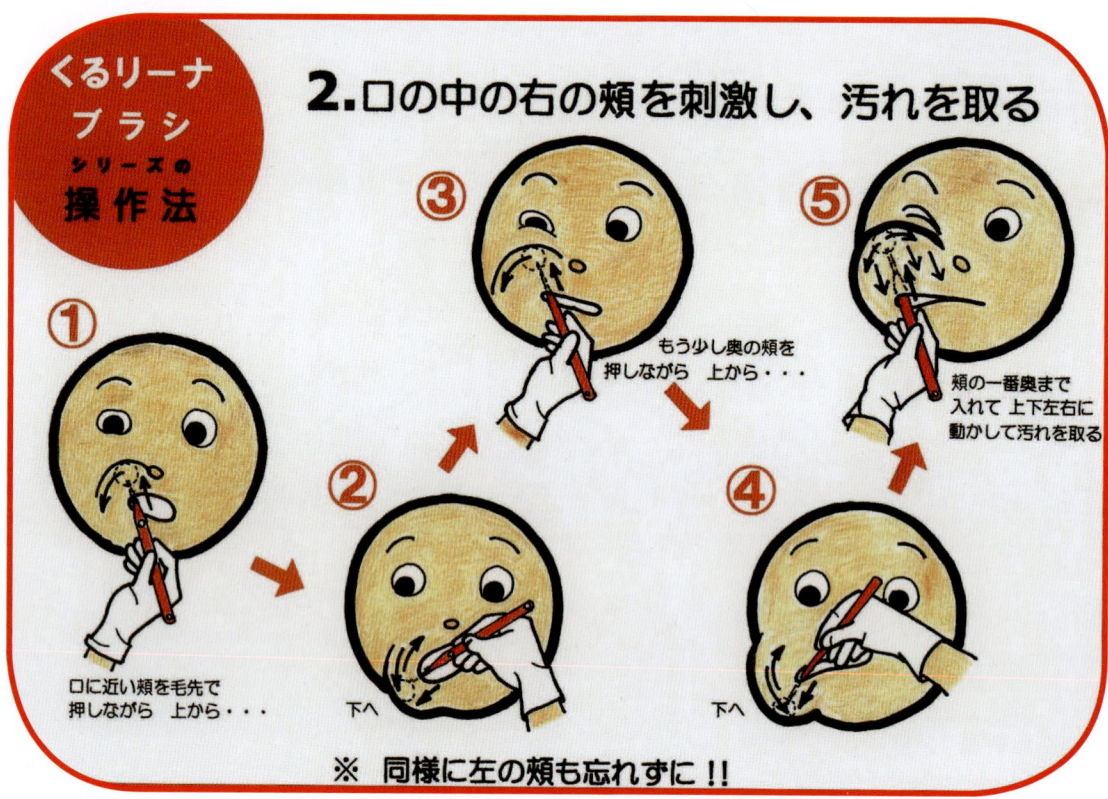

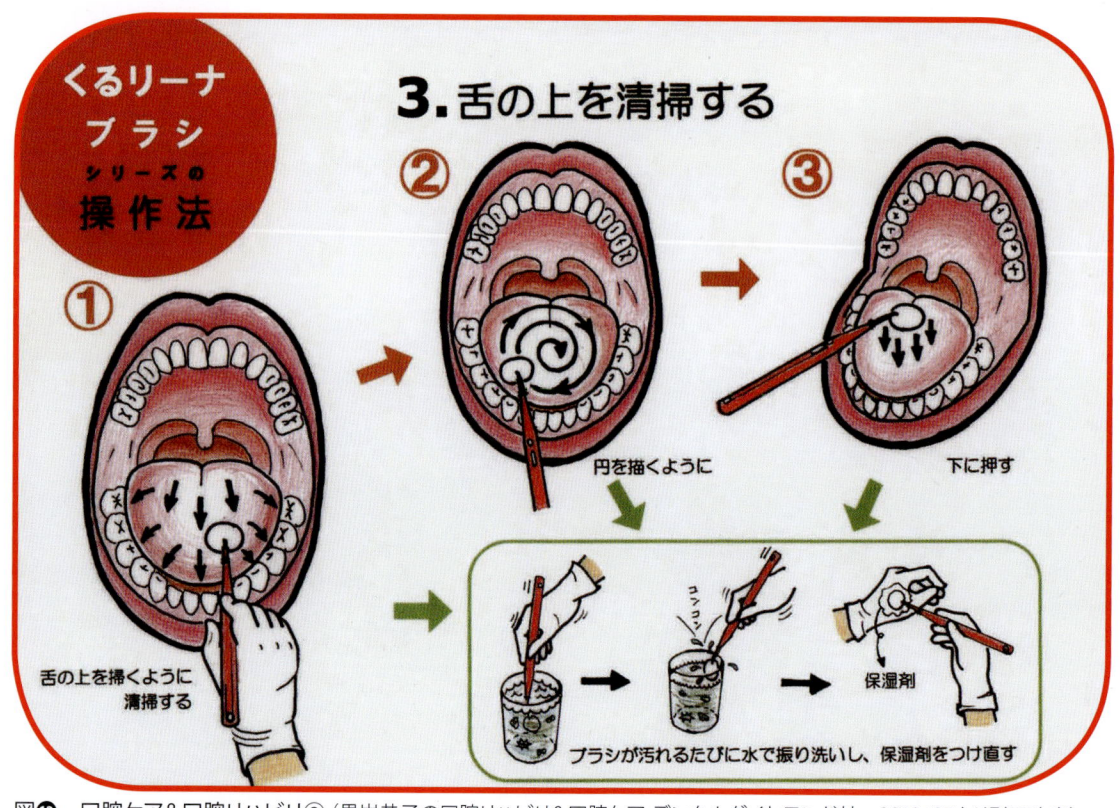

図⓫ 口腔ケア&口腔リハビリ②（黒岩恭子の口腔リハビリ&口腔ケア．デンタルダイヤモンド社，2010：30より引用改変）

図⓬ 口腔ケア&口腔リハビリ③（黒岩恭子の口腔リハビリ&口腔ケア．デンタルダイヤモンド社，2010：35より引用改変）

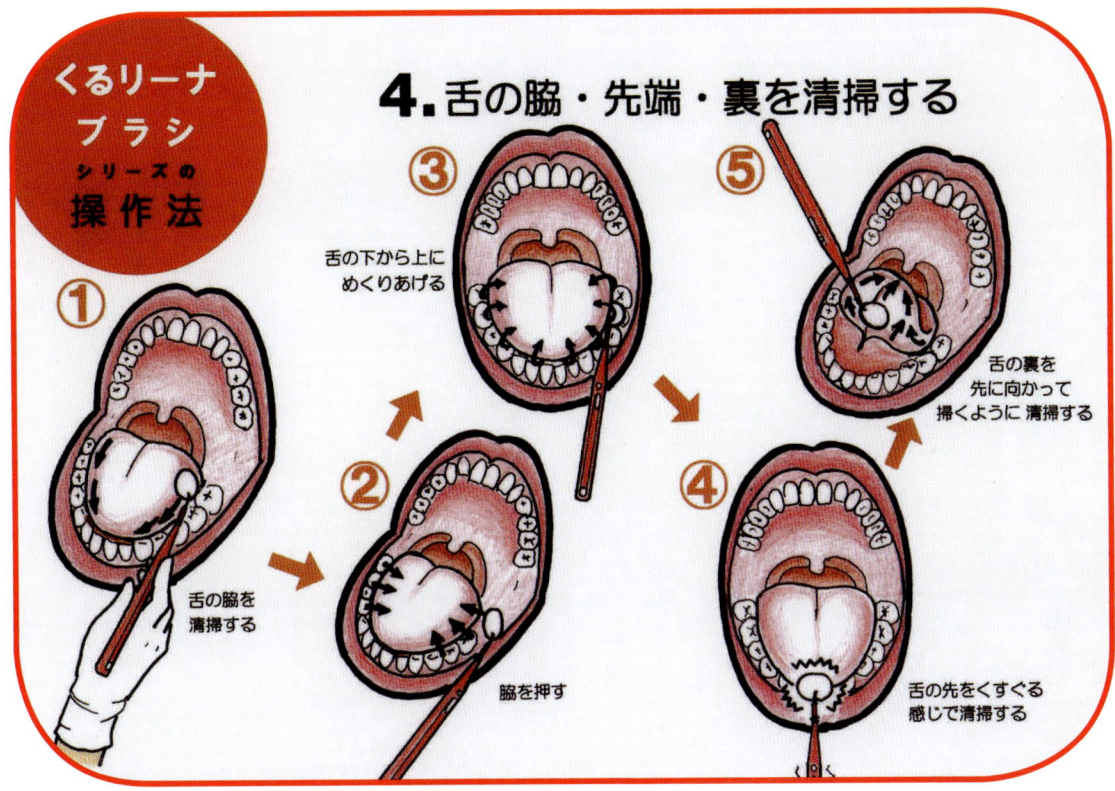

図⓭　口腔ケア&口腔リハビリ④（黒岩恭子の口腔リハビリ&口腔ケア．デンタルダイヤモンド社，2010：36より引用改変）

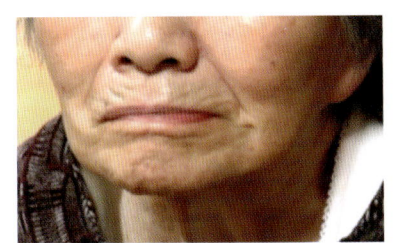

図⓮　後部に伸展して緊張し動きにくかった顔面筋がゆるみ、動くようになった

図⓯　飲み物を見て、飲もうとする口形ができた

図⓰　口腔機能を上手に使って、水分補給ゼリーを容易に飲むことができた

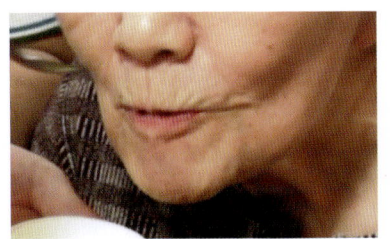

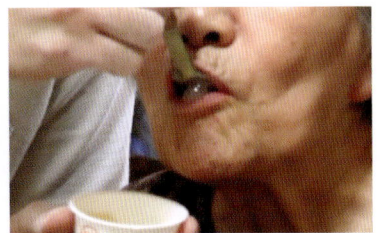

図⓱　ゼリー食を介助すると、口唇閉鎖をしっかり行い、口腔内に上手に取り込んで嚥下できた

④ゼリー食を介助すると、口角を引いて上手に嚥下ができた（**図17**）。
⑤以上の施行により、呼吸が楽になり、口腔の協調運動を促しやすくなった。
⑥表情が柔和になり、むせこみもなく、摂食できるようになった。

　施設のスタッフは、術前と術後の変化を目の当たりにして、姿勢と口腔の関係の重要性を認識してくれた。また、他の利用者の方々にも波及させたいという行動変容がみられるようになった。

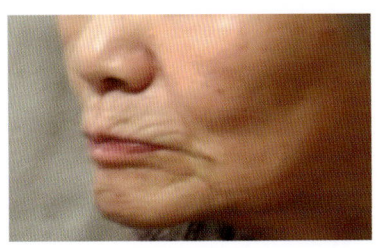

3 重度のアルツハイマー
頻回に発熱する
発語なし

◎年齢　　83歳
◎病歴　　重度のアルツハイマー
◎依頼理由　家族からの依頼。飲食が困難なため、ミキサー食をシリンジに入れて食べさせているが、スプーンで食事をさせてあげたい

初診の状態：

問いかけをしても発語がない（図18、19）。頻回な発熱がある。

上顎は残存歯なし。下顎は $\overline{4|2\ 3}$ が残存。口腔周囲筋、舌が廃用している。特に、舌は萎縮している。口腔に麻痺症状はない。

アセスメント：

口腔ケアと口腔リハビリによる口腔周囲筋、舌の廃用性萎縮へアプローチする。唾液の誤嚥防止を導き出す。

特殊事情：

筆者の所から遠方の山陰地方に居住していたため、義歯治療は地元の歯科医にお願いしてもらった。ところが、一度も義歯を入れたことがないため、適応しなかったとのこと。しかし、お嫁さんが最期まで口から安全に飲食させてあげたいと願い、義歯なしでも飲食できる口づくりに取り組むことになった。

施行：

①吸引ICUブラシ、ICUブラシ、モアブラシを使用して口腔ケア＆口腔リハビリ、咽頭ケアを行った（図20）。

②舌を布のグローブで揉みほぐし、ストレッチを行った（図21）。

お嫁さんに、口腔ケア、口腔周囲筋のマッサージとストレッチ、舌の揉みほぐしとストレッチを伝えたところ、毎日3回以上励行してくれた。

結果：

口腔周囲筋の筋力強化と協調運動ができるようになり、義歯が入っていないにもかかわらず、まるで義歯が入っているような顔貌に変化した（図22～25）。しかも、介護士や訪問看護師が、口腔ケア等をお嫁さんに習いに来るようになった。

シリンジを使用しての食事から、介助によるスプーンでの食事ができるようになり（図24、25）、家族から"愛ある介護"ができたと喜ばれた。

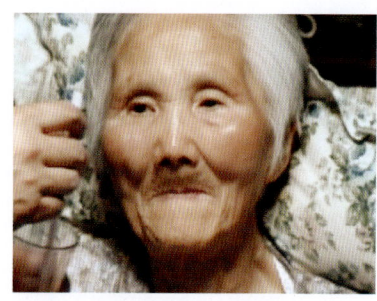

図⓲　初診の顔貌。30数年前から義歯が装着されていない

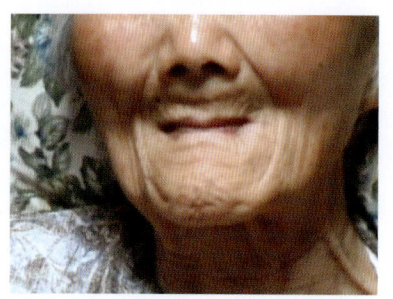

図⓳　同、口腔周囲筋には廃用がみられる

なぜ「黒岩恭子の口腔ケア＆口腔リハビリ」は食べられる口になるのか

「くるリーナブラシ」シリーズを使用した口腔ケア＆口腔リハビリ、咽頭ケア

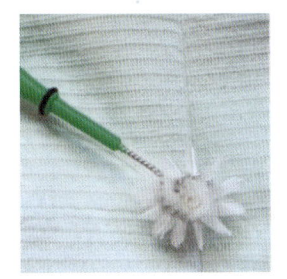

1 吸引ICUブラシ

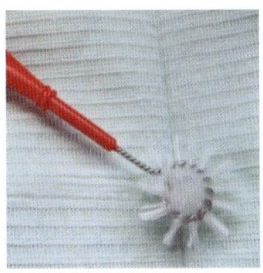

2 ICUブラシ

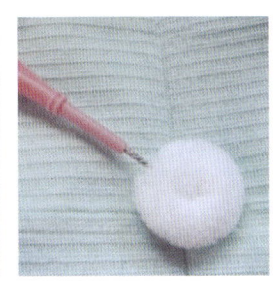

3 モアブラシ

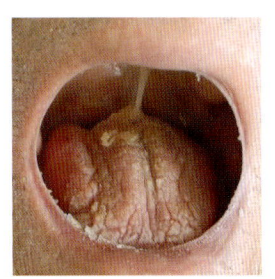

4 初診の口腔内の状態

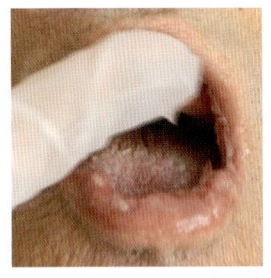

5 保湿剤を口唇及び口腔内全周に塗布

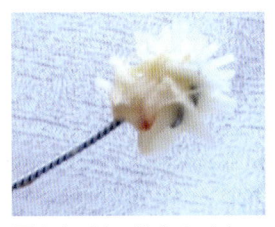

6 保湿剤で軟らかくなった粘着性の唾液と汚れを、素早くICUブラシにて除去

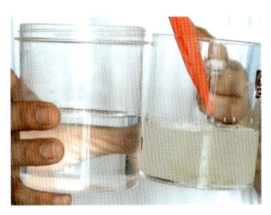

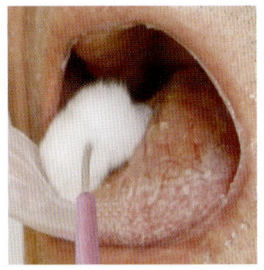

7 当初、コップの水が汚れで濁っていた（右側）

8 保湿剤を含ませたモアブラシで、舌や口蓋を軽く撫でるようにケアする

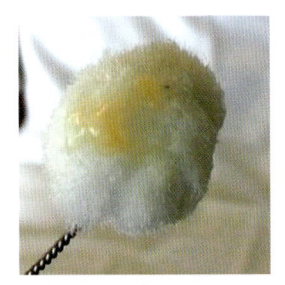

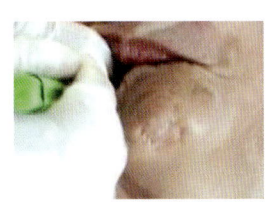

9 保湿剤で軟らかくなった痰を少しずつ除去できるようになったが、飲み込まないように注意しながら、素早くこの操作を繰り返す

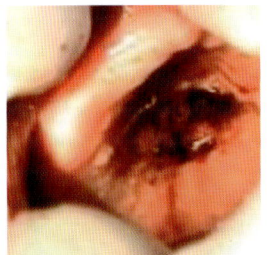

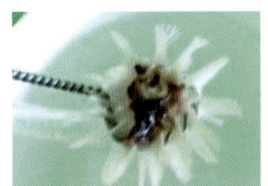

10 保湿剤と漿液性の唾液が咽頭（上・中・下咽頭）に湿潤したため、自己喀出が起きた一瞬

11 飲み込まないよう、即座に吸引ICUブラシにて絡め取る

12 絡め取ったところ。最後に、細かな汚れや咽頭周辺に貯留した唾液を清掃しながら、吸引ICUブラシにて仕上げをする

図⑳

図㉒ 口腔ケア＆口腔リハビリを伝達してから6ヵ月後。口腔周囲筋の筋力がアップし、顔貌が変化した

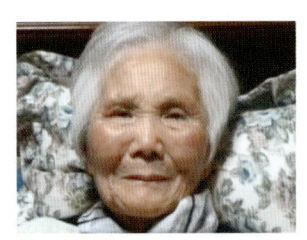

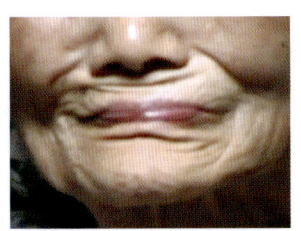

図㉓ 舌を上手に動かし、しっかり口唇閉鎖して漿液性の唾液を嚥下できるようになった

図㉔ ミキサー食をスプーンで摂取できるようになった。義歯は入っていないが、まるで入っているように見える

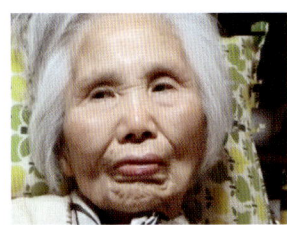

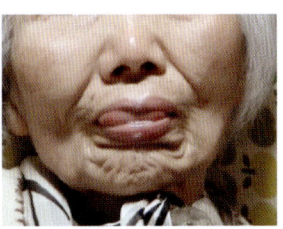

図㉕ 舌のリハビリで口腔周囲筋の筋力がアップし、萎縮していた舌が動き出し、口腔外に出せるようになった

13

1 黒岩恭子の口腔ケア＆口腔リハビリ

布のグローブを使用して行う舌のマッサージ＆ストレッチ手順

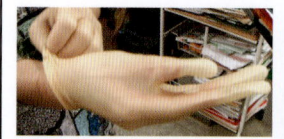

1 グローブをつける

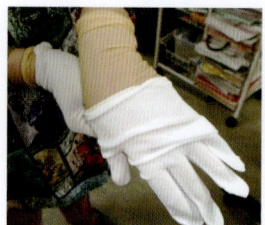

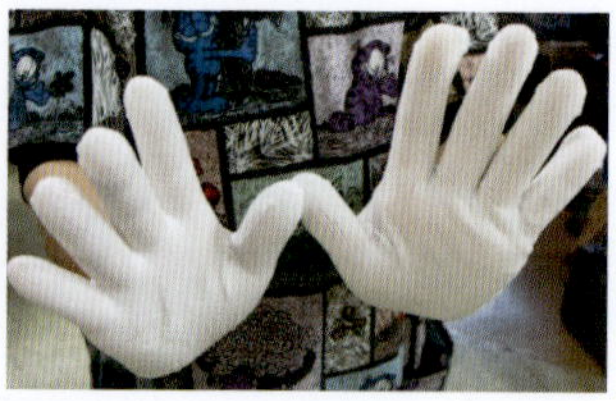

2 グローブの上に布のグローブをつける

3 準備完了

インナーグローブ標準タイプ
㈱ピーディーアール
〒480-1132
愛知県長久手市上川原6-7
TEL 0120-108394
FAX 0120-108649

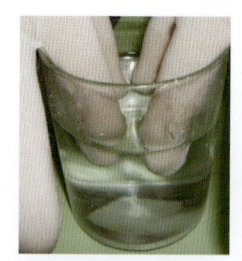

4 指先を水で濡らす

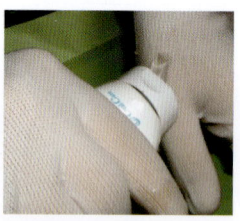

5 保湿剤を使用

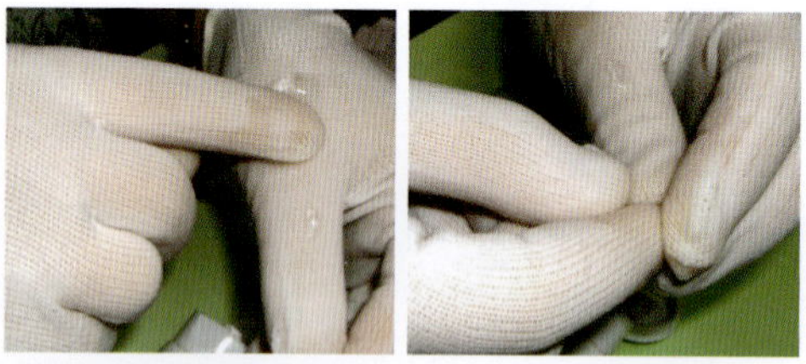

6 保湿剤を指先全体につける

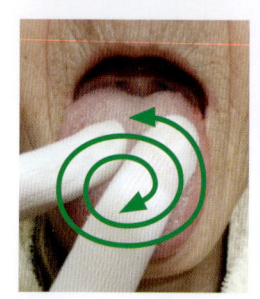

7 矢印のように舌をマッサージ

8 揉むような感じで舌を押す

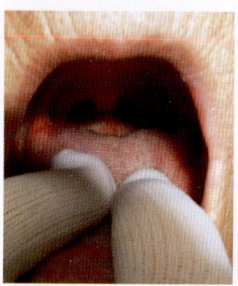

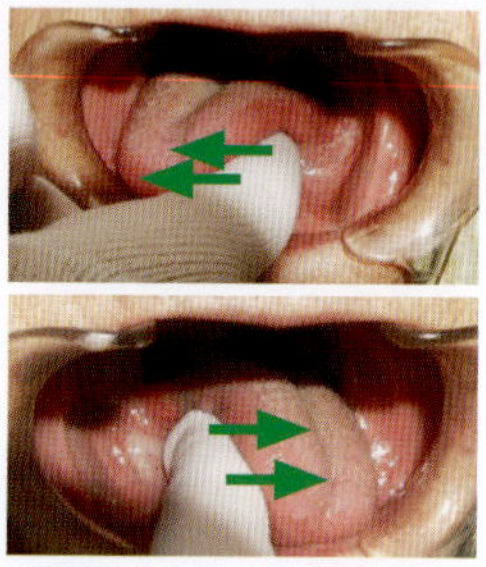

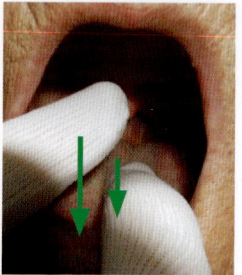

9 舌の左右に指をあて、反対側にストレッチ

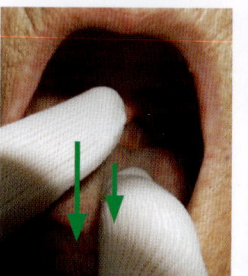

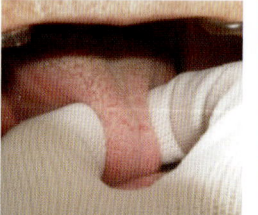

10 舌の左右を挟むようにストレッチ

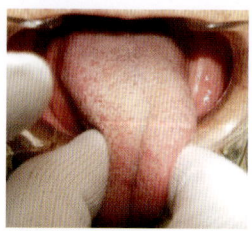

11 舌の左右を挟んだまま下に出す

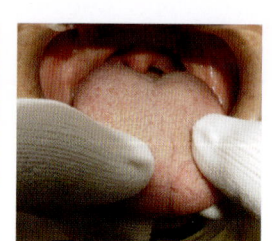

12 舌の上下を挟み、下に出す

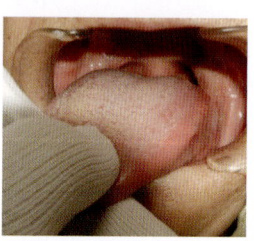

13 舌の上下を挟んだまま左右にストレッチ

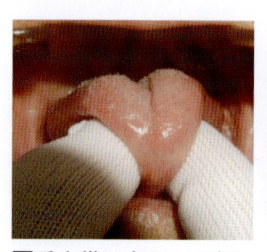

14 舌小帯に向かって寄せるようにストレッチ

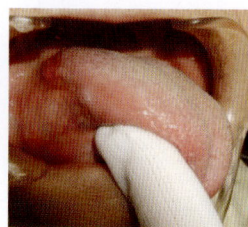

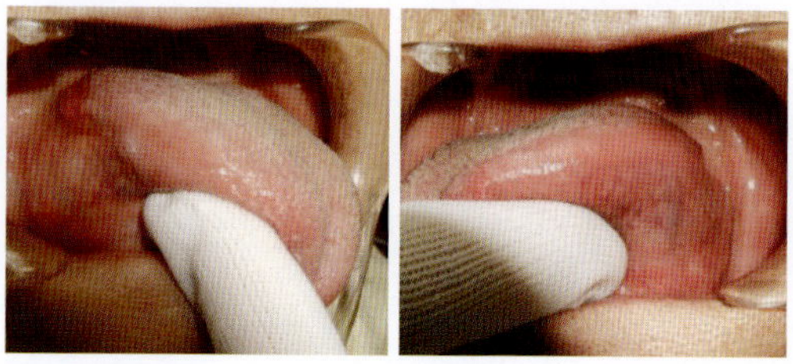

15 舌小帯周囲まで指を入れ、左右にストレッチ

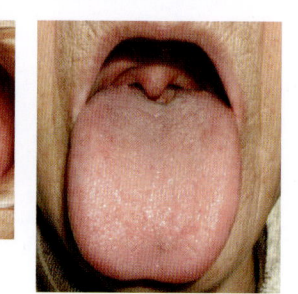

16 ストレッチ後の舌。舌苔もキレイに取れ、口腔内全体が潤っている

図㉑

4 パーキンソン病
多発性脳梗塞、うつ病

◎年齢　　78歳
◎病歴　　パーキンソン病
　　　　　多発性脳梗塞、うつ病
◎依頼理由　家族からの依頼。古い総義歯が口腔に合っていないので治療してほしいことと、左の麻痺側より流涎があり、飲食しにくそうなので、飲食しやすくしてほしい

初診の状態：
　顔面及び口腔内の左側麻痺、口唇閉鎖不全、左頬筋、咬筋の拘縮がある。舌背が盛り上がり、上下左右に動いていず、麻痺側から流涎がある（図26）。主食は軟飯で、主菜・副菜はミキサー食（図27）。上下の顎堤吸収、特に下顎の吸収が顕著。

アセスメント：
　進行性のパーキンソン病と3回にわたる脳梗塞発症による麻痺側の口腔周囲筋を、口腔リハビリとストレッチで鍛える。同時に、舌の動きが出るようにリハビリの道具（図35）にて口唇閉鎖を強化し、唾液を飲み込めるように導く。
　義歯は、リハビリを兼ねて修理を行い、口腔の協調運動を引き出す。

施行：
①義歯の改造修理を行った。
②モアブラシにて口腔ケアと口腔リハビリを行うよう伝達し、家族が毎日、行った（図28）。
③口腔の残存機能に合わせて、食事形態の調整を

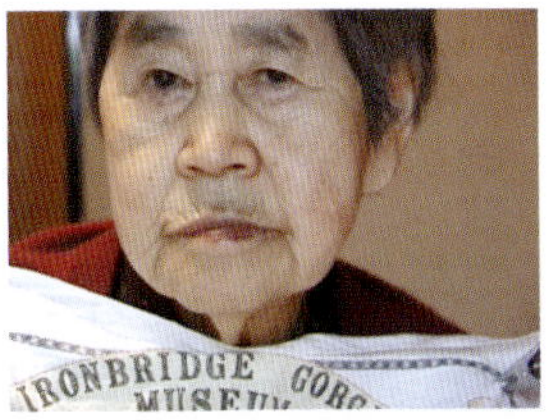

図❷⓺　左側の口唇より流涎

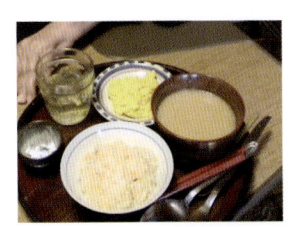

図❷⓻　3回目の脳梗塞を発症してから、主食は軟飯、主菜・副菜はミキサー食

モアブラシを使用した口腔ケア＆口腔リハビリ

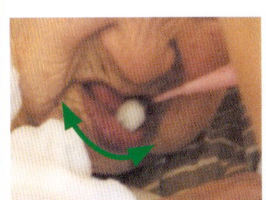

1 モアブラシで口腔全体をケア。下唇の内側にモアブラシが入りにくいので、並行してリハビリを行う。矢印部分をよくストレッチする

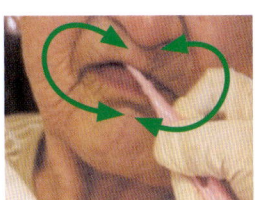

2 モアブラシを震わせ、刺激しながら、矢印の部分をストレッチ

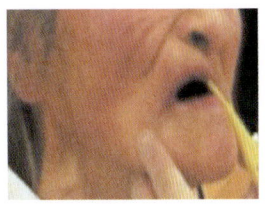

3 口蓋は粘膜が動きにくいので汚れが溜まりやすく、除去しにくい。モアブラシに保湿剤を塗布してタッピングしながら、ケアする

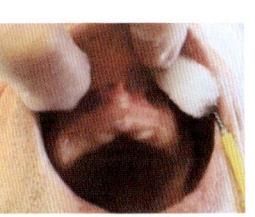

4 汚れが残っていないか、指で広げて確認し、ケアを行う。これは、同時にストレッチにもなる

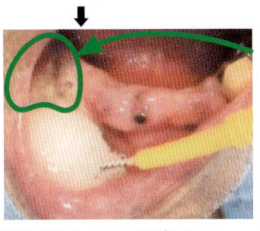

口腔内が潤って取れた汚れ

5 口腔ケア＆口腔ストレッチで唾液腺が刺激されるので、口腔内が十分潤ってくる。こびりついた汚れも簡単に落とせるようになるので、モアブラシでからめとる

図❷⓼

黒岩恭子の口腔ケア＆口腔リハビリ

行った。
④介護負担軽減のため、起床時の洗顔は蒸しタオルを用いて、口腔機能が活性化するように顔面のマッサージを行った（図29）。

⑤口腔内より人差し指で、頬筋、口輪筋のリハビリを行った（図30〜32）。
⑥舌のマッサージ（図33、34）を行った。
⑦声掛けして、嚥下体操ができるように誘導した。

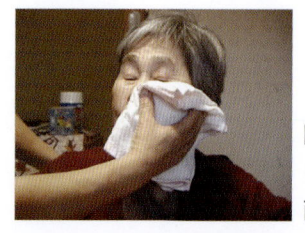

図❷❾ 起床時の洗顔は、蒸しタオルで顔を拭く際に顔面をマッサージする

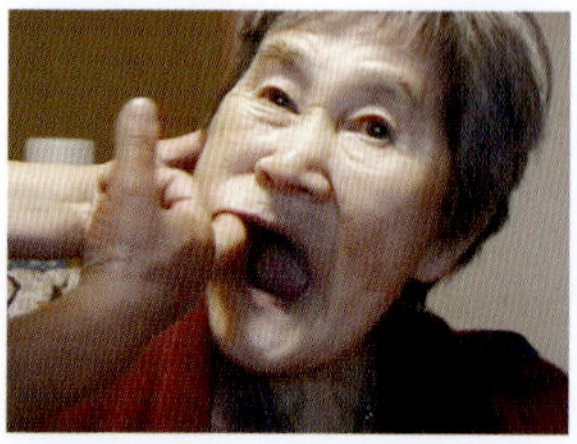

図❸⓿ 人差し指を口腔内に挿入して頬筋、口輪筋をマッサージ

顔面のリハビリ

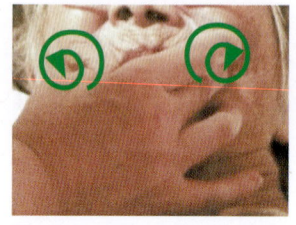

1 左右の口角の周囲筋が緊張しているので、優しくマッサージするように動かすと、フッと力が抜ける

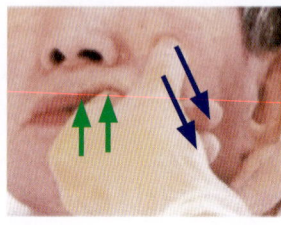

2 口の中と外から同時に頬を揉みほぐしながらストレッチ。矢印のように口腔内は上に、外の指は下に動かす

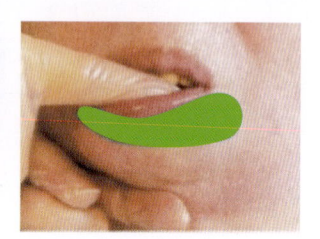

3 下唇の下（緑色部分）をゆっくりストレッチする

図❸❶

アメを使って嗅覚・味覚・触覚を刺激し、口腔機能を引き出すリハビリ

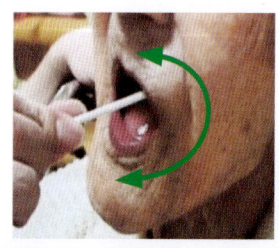

1 口唇や頬のストレッチをする

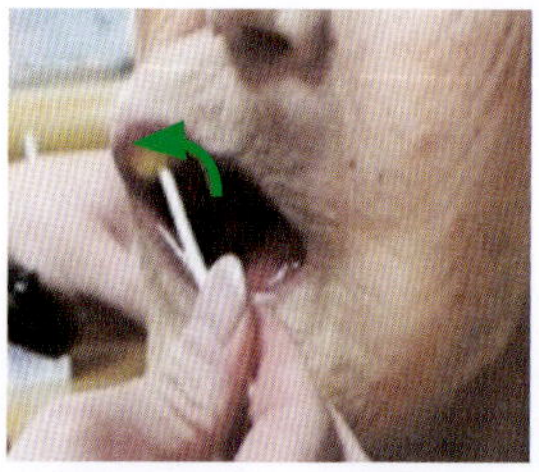

2 口腔周囲を外側にストレッチ

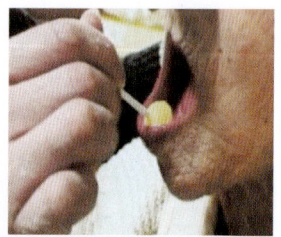

3 下唇をストレッチ。口唇を外に出すように行う

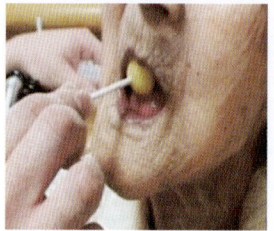

4 舌の真ん中を押すようにして、ストレッチ

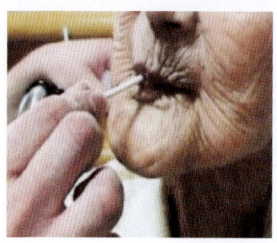

5 アメ玉をチュッ、チュッと音を出して吸ってもらう

図❸❷

⑧口唇閉鎖を強化するために、自家製リップウイングで口腔のトレーニングと口腔リハビリ（図35、36）を行った。

結果：

①食事形態がミキサー食から家族と同じ形態になったことで、食欲が増進した（図37、38）。

②コミュニケーションがとれるようになり、笑顔が増え、同時に発語も増えた。

③顔貌が変化すると同時によどみなく言葉を表出し、家族とテーブルを共にして食事を30分以内で摂取できたことが、介護負担の軽減に繋がったと喜ばれた。また、抗うつ剤の服用を中止できた（図39）。

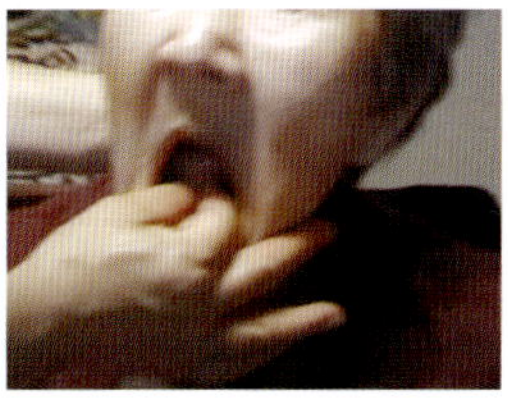

図❸❸　舌を指で、揉みほぐす

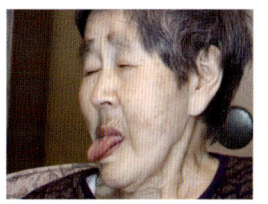

図❸❹　3ヵ月後には、舌を口腔外に出せるようになった

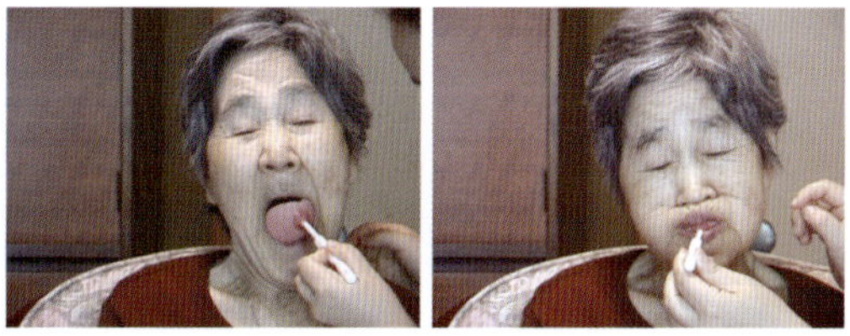

図❸❺　口唇閉鎖のために、自家製のリップウイングを作り、口腔のトレーニングと口腔のリハビリを行った。特に麻痺側を重点的に行った

リップウイングを使って口唇・口輪筋の口唇閉鎖を強化

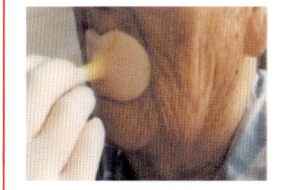

1 口唇を押え、頬を膨らませる練習をする

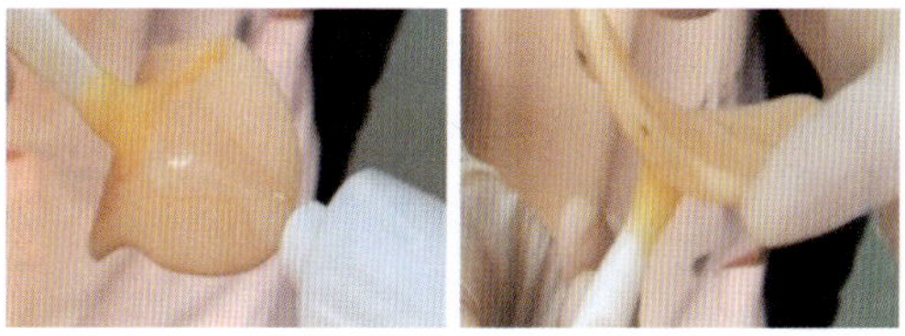

2 リップウイング全体に保湿剤を塗布する

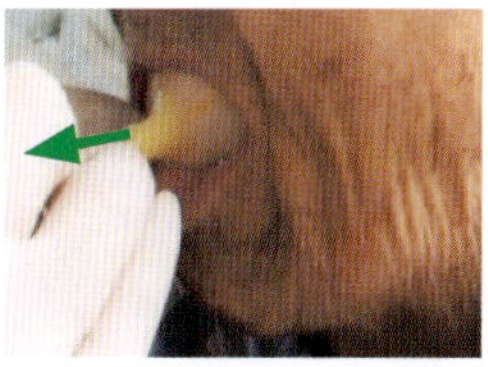

3 口腔内に入れ、口唇を閉じてもらう。だんだん口唇に力がついてきたら、矢印のように、手前に引くようにする

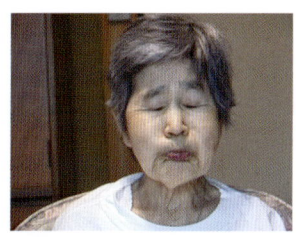

図❸❻

図❸❼　4ヵ月後、両頬を自由自在に膨らませることができるようになった

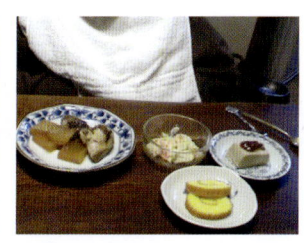

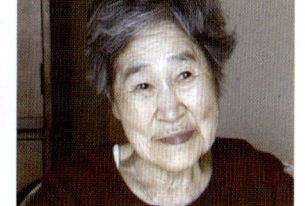

図❸❽　家族と同じ食事形態が摂れるようになった

図❸❾　約1年後の顔貌

1 黒岩恭子の口腔ケア＆口腔リハビリ

5 重度の認知症、多発性脳梗塞
オーラルディスキネジア、発語なし

◎年齢　　80歳
◎病歴　　重度の認知症
　　　　　多発性脳梗塞
　　　　　オーラルディスキネジア
◎依頼理由　家族からの依頼。30数年使用している義歯が合わなくなり、飲食物が摂りにくそうである

初診の状態：
問いかけをしても発語がない。舌に顕著なオーラルディスキネジアを来たしている（図40～42）。

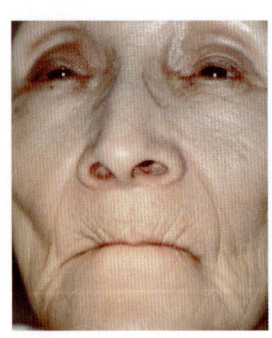

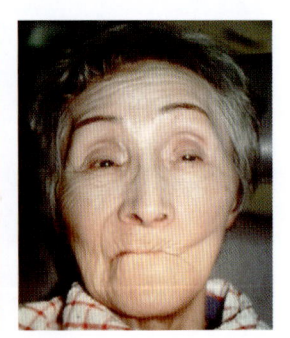

図⓴　うつろな表情

図㊶　時には笑みを浮かべる

アセスメント：
上下顎の義歯を吸着させると同時に、咬合高径の安定を図ることができれば、オーラルディスキネジアが落ち着くのではないか。

施行：
1）口腔へのかかわり
①義歯の改造修理（図43～46）を行っただけで、口腔周辺の症状が落ち着いたので（図47、48）、新義歯に移行した。
②ウルトラソフトの歯ブラシで口腔ケアを行った。
③仕上げに、脱水予防のための水分補給を指導したことで食事の摂取量が増えて、心身の安定を図ることができた。

2）義歯の改造修理
上顎義歯の上顎結節の床縁を伸ばし、下顎義歯の臼後三角、顎舌骨筋、唇頬粘膜の床縁を伸ばして、上下顎義歯を吸着させ、安定を図った。上下顎の義歯の吸着を確認後、咬合を約5mm挙上し、咬合調整を行った。
テストフードにて摂食、咀嚼、嚥下を確認。
脱水状態があったので、具体的な水分摂取の指導と簡単な食事指導を行った。

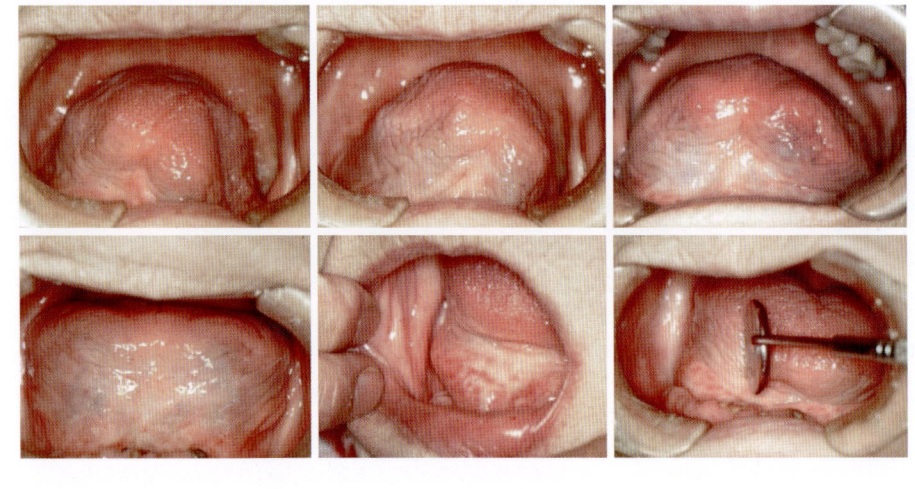

図㊷　初診の舌の状態。顕著なオーラルディスキネジアを来たしていて、舌が口腔内で"なまこ"のようにうごめく。診断のため舌を診ていると、船酔い状態になる

結果：

　認知症の症状が驚くほど安定した。医師より胃ろう造設の話があったが、その必要がなくなったことを家族から感謝された（**図48、49**）。

　義歯の改造修理のみに終始したが、改造修理義歯の装着とともに強度のオーラルディスキネジアは消失した。その後、新義歯を作製したことにより、やや普通の生活を取り戻すことができ、会話も巧みになった。自分の意思を伝えられ、食事も家族と同じ普通食を摂れるようになった。改造修理義歯と新義歯で口腔環境の不具合が解決したことと、キーパーソンが娘だったため、娘の強い愛情に支えられながら回復していった。

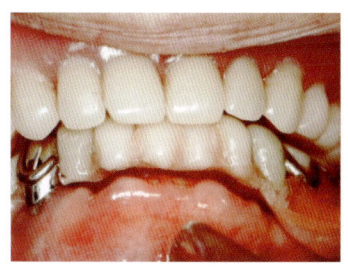

図❸　改造修理前の義歯 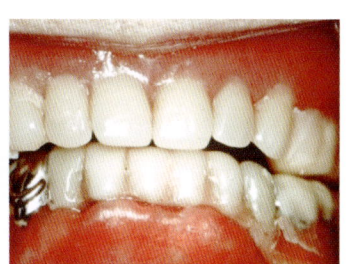　　図❹　改造修理後の上顎義歯 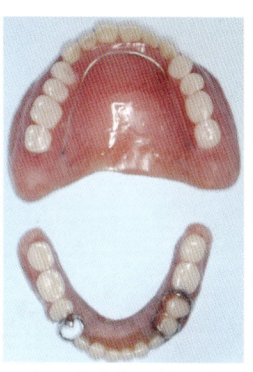　　図❺　改造修理前の義歯 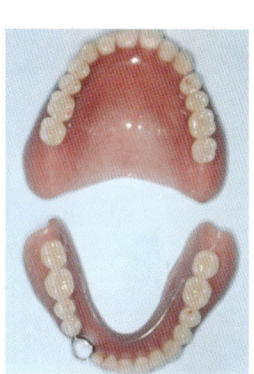　　図❻　新義歯を作製
図❸〜❻　旧義歯を上下顎に吸着させ、顎位が安定するように改造修理した。その後、新義歯を作製

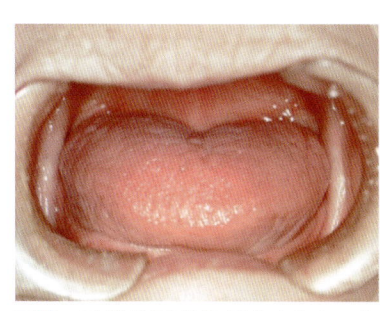

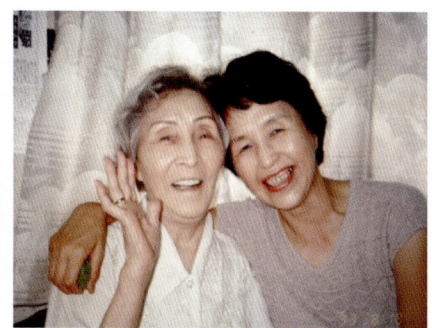

図❼　改造修理義歯が安定したことで、舌の顕著なオーラルディスキネジアが消失

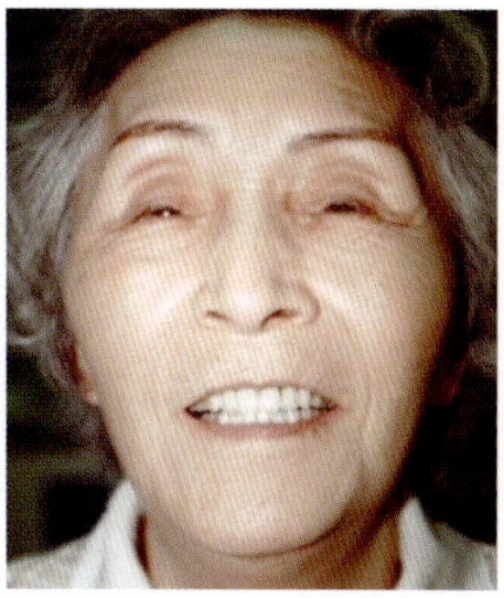

図❽　改造修理義歯装着後の顔貌。認知症の周辺症状が不思議なほど落ち着き、コミュニケーションがとれるようになった。介護が楽になったと同時に、母親が愛おしくなり、介護の苦しみから脱却できたと娘さんが明かした

図❾　改造修理義歯装着後、会話も巧みになって自分の意思を伝えられるようになった。義歯不適合なための介護負担として、家族の食事形態にひと手間かけた母親のための食事を作らなければならなかったことや、ADL（日常生活動作）、QOC（ケアの質）の低下に対する対応策に先が見えず困り果てていたが、声がけと見守りでトイレに歩いて行けるようになり、おむつをしなくてもよくなった。娘の強い愛情に支えられながら回復していった

（図41, 43, 44, 46, 47, 48, 49は，補綴臨床別冊，医歯薬出版，東京，1998，7：152〜157より引用）

1 黒岩恭子の口腔ケア＆口腔リハビリ

6 先天性食道閉鎖症（A型）
術後胃食道逆流症
術後吻合部狭窄
先天性十二指腸閉鎖症
ダウン症候群
食道閉鎖Gross A型
胃ろう造設

◎年齢　　2歳
◎病歴　　先天性食道閉鎖症（A型）・術後胃食道逆流症・術後吻合部狭窄・先天性十二指腸閉鎖症・ダウン症候群・食道閉鎖 Gross A 型・胃ろう造設
◎依頼理由　両親の経口摂取をさせたいという希望をかなえてあげたいという、外科医からの依頼

初診（2008年4月）の状態：
　唾液を飲みこむときに舌が突出する（図50）。呼吸時に口唇閉鎖不全がある（図51）。口腔周囲筋の過敏があり（図52）、そのために口腔内に物体が入ることを嫌がる（図53）。

アセスメント：
　身体中に過敏があるため、身体の脱感作、特に表情筋、手の平、足の裏、内股の脱感作を行う。加えて、口腔周囲筋の脱感作も行う。

施行：
①顔面に対して脱感作も含めて顔面のマッサージ（図54）を行った。
②ミニモアブラシにて口腔内の過敏を軽減するためのストレッチ（図55）を行った。
③頬筋、口輪筋のストレッチ（図56）、舌のストレッチを行った（図57）。
　両親には上記①～③を、次回来院時までに家庭で取り組むようお願いした。
④食事の形態を調整した（図58）。
⑤1年後の再評価にて、新たな口腔ケアと同時に行える口腔リハビリを行った（図59）。

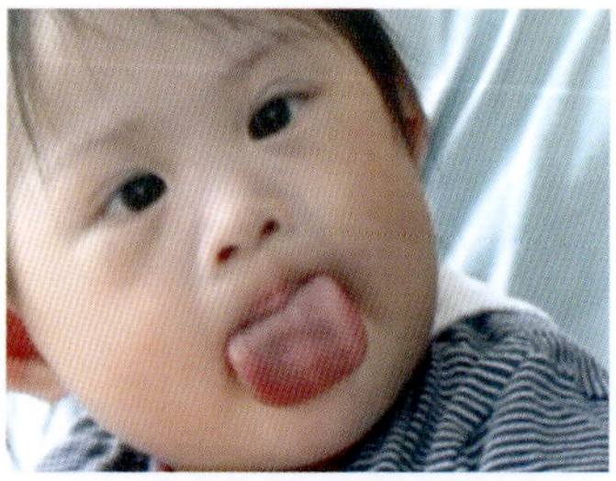

図50　唾液を飲みこむときに舌が突出する

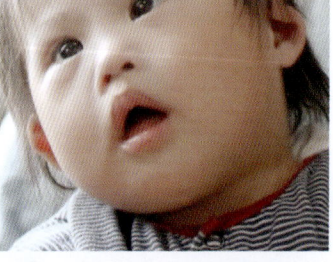

図51　呼吸時は、口唇閉鎖不全がある

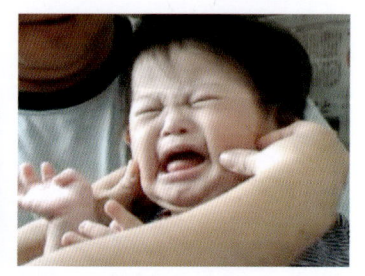

図52　口腔周囲筋の過敏

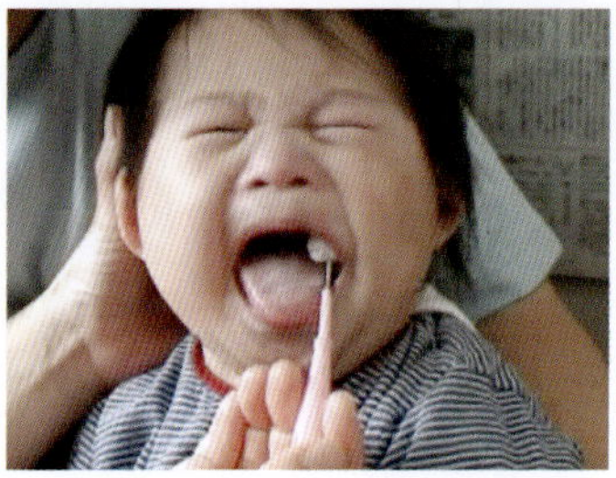

図53　口腔周囲筋が過敏なため、口腔内に物体が入ることを嫌がる

けいちゃんのお顔とお口のたいそう

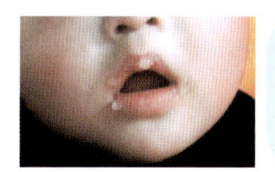

電動のグッズを使って

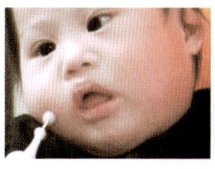

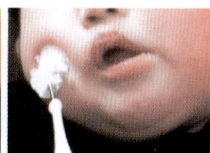

お口の周りに保湿剤を塗ります。乾燥予防のほかに、ペチャペチャと舐める動きが出てきます

先が小さな球と、ICUブラシの毛先を電動器具にジョイントしたもので、顔全体を触っていきます。過敏予防と、くすぐったい感覚で、顔の動きが出やすくなります。先がくるリーナブラシシリーズのもののときには、頬を上へ引き上げるようにストレッチもしてください

「うー」と「いー」の練習

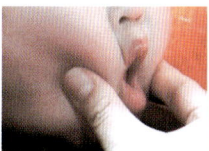

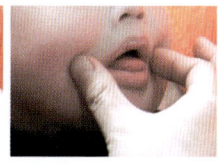

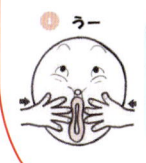

唇を真ん中に寄せたり、外側に引いたりして、頬、唇の動きを出します。手の平で頬を包むようにして、いろいろな動きを出すのもよいでしょう

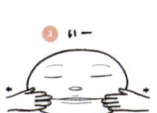

① うー
② いー

鼻の周りのストレッチ

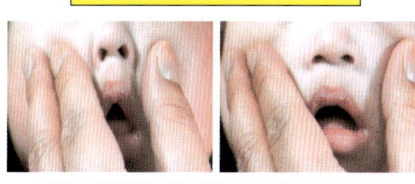

鼻の呼吸が上手にできるように、鼻翼の横に指をあてて、ゆっくりと開いたり閉じたりします

図54

ミニモアブラシを使って

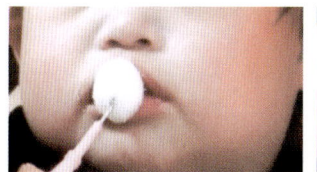

唇をミニモアブラシでさっと掃くように刺激します。ムズムズして唇が動くように促します

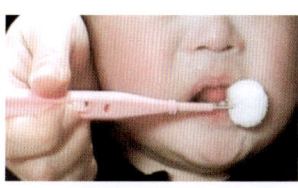

口が少し開いたところで、唇の中側もサッと掃くように刺激します

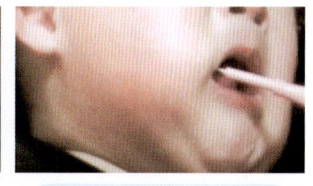

だんだん慣れてきたら、口の中にミニモアブラシを入れて、頬をストレッチします。頬側にミニモアブラシを入れて、震わせるように動かしてください

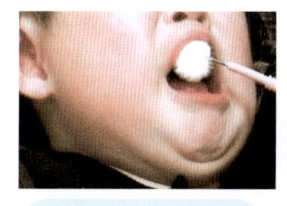

歯ぐきも、ミニモアブラシで磨きます。特に、上唇と歯ぐきの間を刺激するようにしてください。上唇の動きがもっと出てくると、食事や鼻呼吸・飲み込みも上手になります

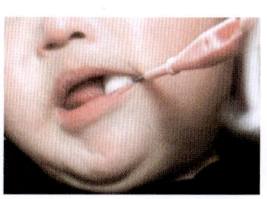

ミニモアブラシで、舌が左右に動くようにストレッチします。あまり力を入れないで、片側にミニモアブラシを入れて、軽く数回押す程度で十分です。食後や体調の悪いときなどは、無理をせず行ってください

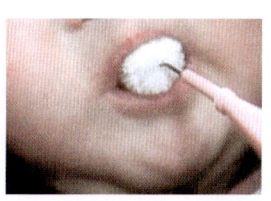

舌の前後の動きが出るように、ミニモアブラシで舌を前から奥に数回、押します

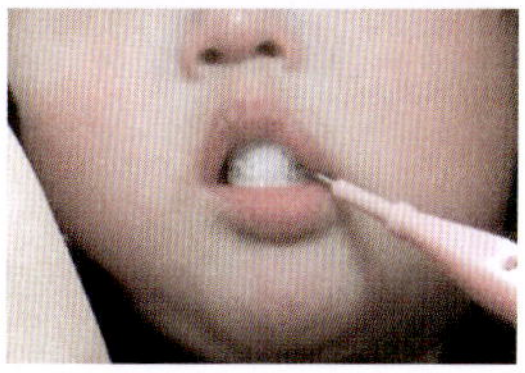

舌の上下の動きが出るように、ミニモアブラシを舌の上に載せて、上から下に軽く数回押します

図55

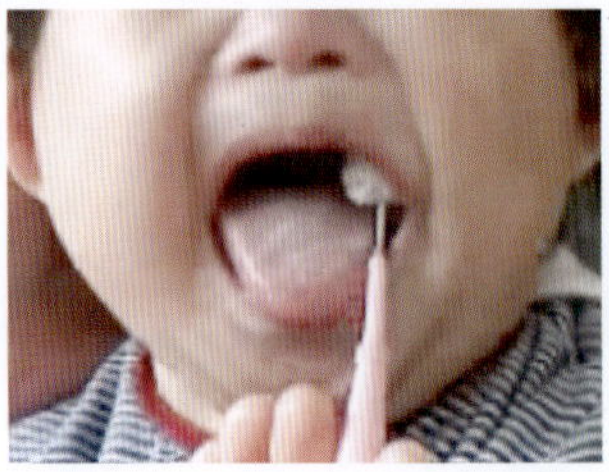

1 黒岩恭子の口腔ケア&口腔リハビリ

図⑤ ミニモアブラシにて頬筋、口輪筋のストレッチ

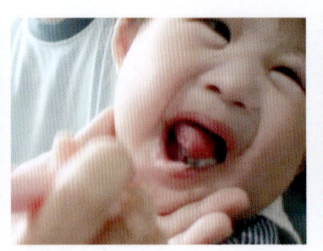

図⑤ ミニモアブラシにて口腔前庭舌下周辺をタッチしながら舌を動かす

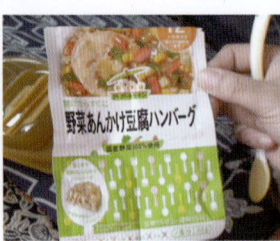

図⑤ 離乳中期食をペーストにして増粘剤（左）とゲル化剤（右）のどちらが適しているか評価を行った

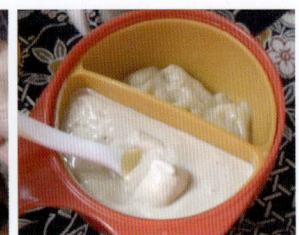

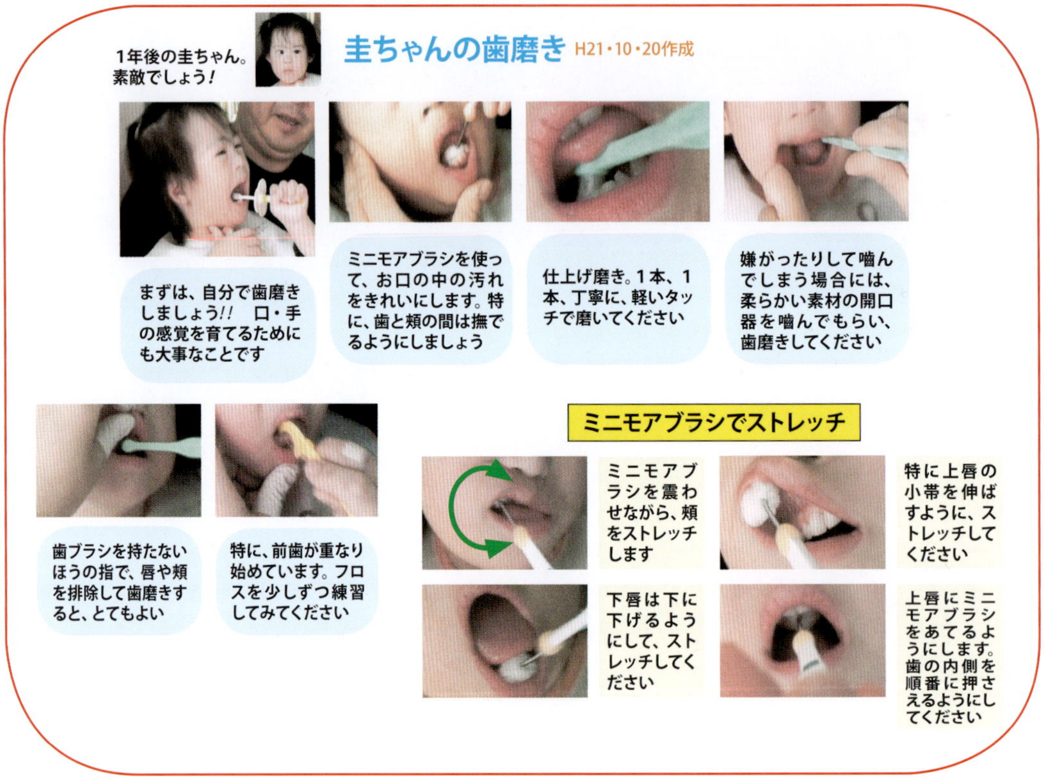

圭ちゃんの歯磨き H21・10・20作成

1年後の圭ちゃん。素敵でしょう！

まずは、自分で歯磨きしましょう!! 口・手の感覚を育てるためにも大事なことです

ミニモアブラシを使って、お口の中の汚れをきれいにします。特に、歯と頬の間は撫でるようにしましょう

仕上げ磨き。1本、1本、丁寧に、軽いタッチで磨いてください

嫌がったりして噛んでしまう場合には、柔らかい素材の開口器を噛んでもらい、歯磨きしてください

歯ブラシを持たないほうの指で、唇や頬を排除して歯磨きすると、とてもよい

特に、前歯が重なり始めています。フロスを少しずつ練習してみてください

ミニモアブラシでストレッチ

ミニモアブラシを震わせながら、頬をストレッチします

特に上唇の小帯を伸ばすように、ストレッチしてください

下唇は下に下げるようにして、ストレッチしてください

上唇にミニモアブラシをあてるようにします。歯の内側を順番に押さえるようにしてください

図⑤ 1年後の再評価にて新たな口腔ケア&口腔リハビリを追加した。図54、55、59は、家庭で両親が行えるように、シート状にして渡した

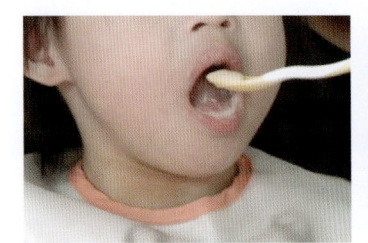

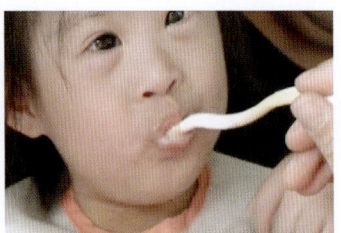

図⑥ ゲル化剤で調整することにより、口腔内で食べ物を処理しやすくなった

図⑥ 口唇閉鎖も上手にできる。約1年2ヵ月後、1日1回、ゲル化剤で調整したものを摂取。1年4ヵ月後からは1日4回になった

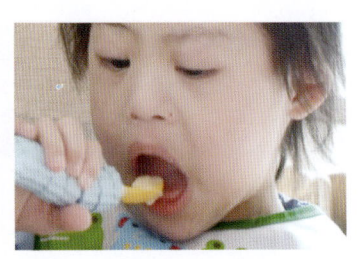

図⑥ 1年半後、自力摂取ができるようになった

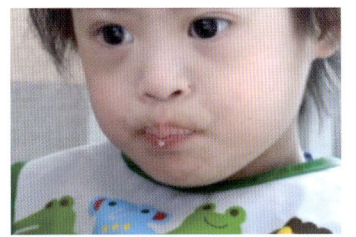

図❻❸ 自分のタイミングで食べられるので、上手に口腔の機能を引き出せている

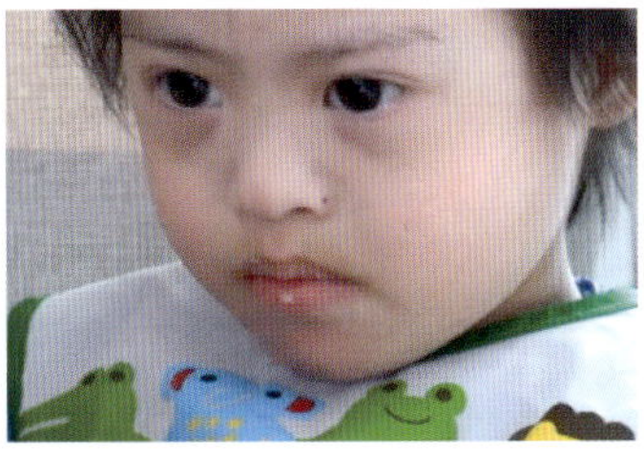

図❻❹ 嚥下をするときに、わずかに口角を引ける

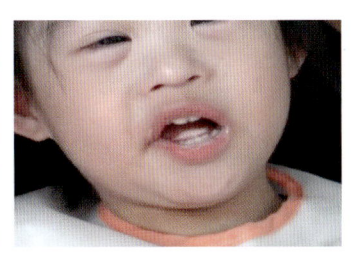

図❻❺ 上手に食べられるようになったので、本人は大満足。食事のときの笑顔は両親の励みになった

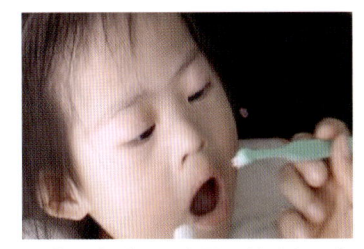

図❻❻ 歯ブラシを見るだけで口を開けるようになった

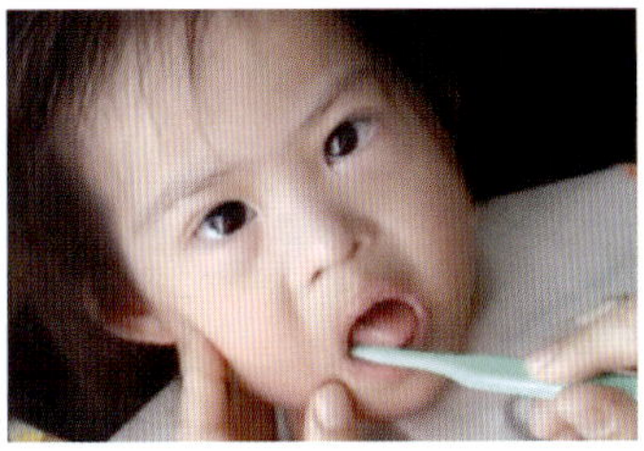

図❻❼ 泣かないで歯磨きができるようになった

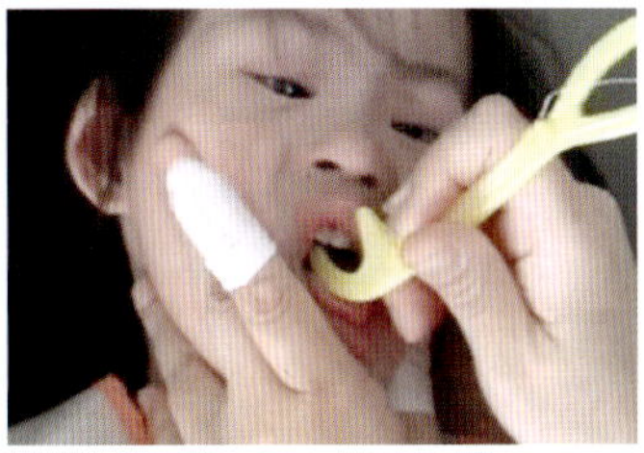

図❻❽ デンタルフロスも使えるようになった

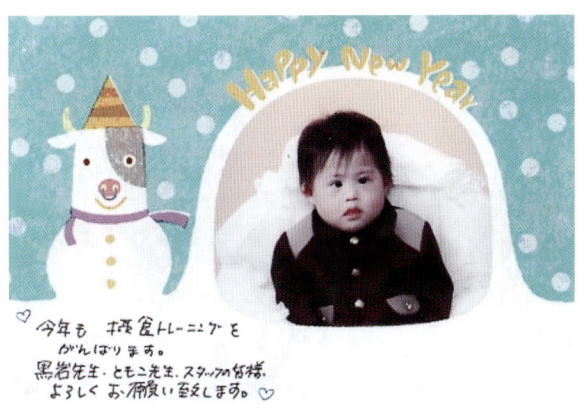

図❻❾ 初診のころの顔貌

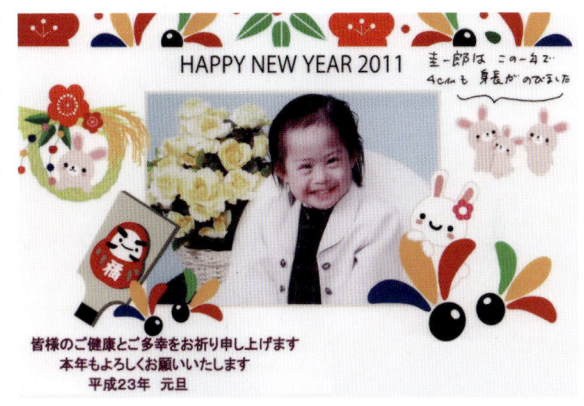

図❼⓪ 初診から約2年半後。表情が大きく変化した

⑥食事介護時のスプーンによる介助法と自力摂取（図60〜65）。
⑦ブラッシング法（図66〜68）を伝えた。

結果：

①離乳中期食をペーストにして、ゲル化剤でゲル化して摂食できるようになった（図60、61）。1年6ヵ月後には、自力で摂取できるようになった（図62）。

②自分のタイミングで食べられるので、口腔機能を引き出せ、嚥下の際には口角も引けるようになった（図63〜65）。

③ときどき単語のような言葉を発することがある。

④歯ブラシを見るだけで、口を開けるようになった（図66〜68）。

⑤表情が大きく変化した（図69、70）。

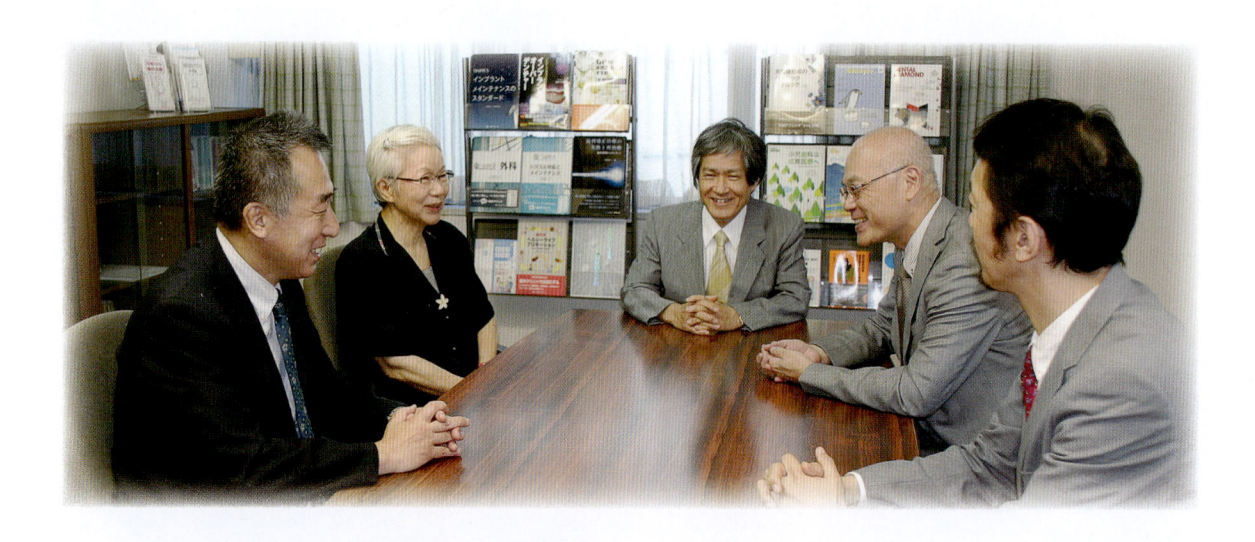

2 座談会 なぜ「黒岩恭子の口腔ケア&口腔リハビリ」は食べられる口になるのか

1 口腔内の感覚刺激による唾液分泌促進効果

北村 唾液分泌障害が咀嚼・嚥下機能に及ぼす影響を井上先生に説明願います。

井上 摂食・嚥下障害の患者さんを診る場合、唾液分泌機能が損なわれているかいないか、そして唾液の処理ができているかいないかを評価し、治療に繋げるかが非常に大事だと思っています。摂食・嚥下障害は運動機能障害と捉えられがちですが、唾液分泌機能に対する評価が非常に重要になります。唾液の分泌が、飲み込みを含めた摂食・嚥下機能に与える効果は高いと考えます。例えば、食塊を滑らかにする機能、唾液そのものが嚥下を誘発しやすくする機能などです。

唾液分泌障害と嚥下

井上 高齢者の唾液分泌については、加齢変化による機能低下、服用薬の影響が挙げられます。唾液には消化、溶解、緩衝、殺菌・洗浄作用があり、食塊形成による嚥下運動にも影響します。更に、唾液分泌機能が損なわれている場合は、何がその原因となっているかを考えなければなりません。一方、現場でよく聞かれるのは、唾液が出ている高齢者、患者さんのなかには、唾液処理ができなくて流涎がひどいので、唾液量を減らしたいという声です。流涎がひどい、口唇閉鎖機能が悪いとなれば、口唇閉鎖機能の改善が必要です。しかし、パーキンソン病の患者さんで、高度の筋萎縮があり、リハビリで治せない人がいたとします。薬を投与すれば唾液分泌は抑えられますが、唾液の効能のほうが重要なので、流涎がひどい場合でも、家族には「別の対処法を考えましょう」と私は言います。唾液は出ないより出たほうがよいのです。

他方、咽頭機能に問題があって唾液を飲み込めない患者さんは重度です。摂食・嚥下障害の患者さんで、リハビリから経口摂取に移行できるかどうかを見極めるには、咽頭で唾液処理できるかどうか、すなわち唾液を飲み込めているかどうかが指標になります。まず、覚醒しているかどうか。次に脳梗塞や神経疾患等の原疾患が安定していて急変する心配がないか。更に気

道の確保です。誤嚥や窒息しそうになったときに、すぐに吸引できる、あるいは咳払いで出せる反射作用をもっていて、気道の安全が確保できているか。加えて、唾液が飲み込めているかを判断基準にします。

　唾液が飲み込めているかどうかの判断として、例えば唾液を飲み込めていないと、口から食べていないはずなのに、定期的に発熱する、肺炎症状を呈するなどの問題が認められます。ベッドサイドで唾液をティッシュペーパーに出して、ゴミ箱がティッシュで溢れている患者さんも、明らかに唾液が飲み込めていません。また、常に湿性嗄声（喉頭の内部に唾液がたまっているような状態で、ブクブク音のような声）の人がいますが、そういう人は唾液が飲み込めていないから、出てきた唾液の処理にも注意が必要な、かなり重度の患者さんです。

　唾液は、出たばかりのものは無菌です。唾液を誤嚥したからといって直ちに誤嚥性肺炎になることはありません。口腔ケアがきちんとされていて、口腔内の細菌叢をコントロールできていれば、咽頭に多少流れた水や唾液でむせても、むせる力があれば、むしろ「頑張ってむせましょう」と言って口腔ケアを続けます。

北村　唾液は、出ないから出せるようにしようという問題と、出るのはいいけれどもうまく飲み込めない、あるいは処理できないという2つの問題があるということですね。

唾液分泌への刺激

井上　唾液が出なくて困るというのは、圧倒的に高齢者や障害者に多く、口腔ケアが非常に重要であると思います。唾液分泌にかかわる刺激はいくつかありますが、わかりやすいのは味覚です。酸味や甘味で刺激すると、唾液分泌は顕著に促進します。他には歯根膜や顎堤、頬粘膜を含めた機械的刺激も唾液分泌を促進します。

柿木　黒岩先生は、くるリーナブラシで清掃することによって唾液分泌を促したとは書かれていないようですが、口腔ケアをすることによって、唾液が増えたという印象をもたれることは結構ありますか。

黒岩　唾液が非常に少ない人、分泌しにくい人は、口腔がカラカラで、ガビガビになっています。私の口腔ケアは、くるリーナブラシシリーズで多職種の方たちが簡単にケアできる手法ですが、唾液は評価の第一番目になります。

井上　現場で、「いつもやっているようにケアや食事をやってください」と言って見ていると、何もしないでいきなり入れ歯を入れるのです。そうすると乾いていますから、入れ歯が痛いので患者さんは抵抗しますよね。「あ、この入れ歯、合っていないんだ」となってしまうのです。覚醒を促してからですが、唾液分泌による湿潤効果は非常に重要なので、まず刺激して、唾液を分泌させてから入れ歯を入れてあげることが必要です。

　介護現場などで寝たきりの方をお世話している介護士さんたちから、食べていなくても口腔内は湿潤で、唾液が出ているようだから口腔ケアをしなくてもよいですか、と聞かれることがありますが、安静時に出ている唾液と刺激によって分泌される唾液は、性質が違います。刺激によって出てくる唾液は漿液性で、さらさらしています。それがのどに流れると、嚥下の誘発効果が高いこともあり、食べていない人にこそ刺激と唾液分泌の誘発の影響は重要だと話します。黒岩先生は、経験のなかでそういうことは十分にわかっていて、手順のなかに入れているのだと思います。

柿木　医者の立場から言えば、責任を問われるからとにかく誤嚥性肺炎を起こしたくない。

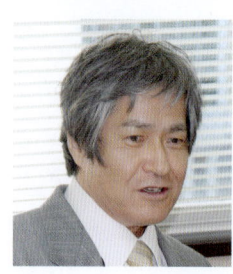

2 座談会 なぜ「黒岩恭子の口腔ケア&口腔リハビリ」は食べられる口になるのか

北村清一郎　歯学博士。徳島大学大学院 ヘルスバイオサイエンス研究部 口腔顎顔面形態学分野教授。専門は頭頸部の肉眼解剖学

ある程度飲み込める人でも、経静脈栄養にしたり、胃ろう造設を行います。それにより、口で咬まないのはもちろんで、唾液が出ないのでドライマウスになります。加えて高齢になると唾液が出にくくなり、薬も飲んでいて、出ない条件が増えます。食べる意欲もなくなり、筋肉のバランスも崩れます。基本的にはまず唾液が出るようにすることはとても重要だと感じます。

　黒岩先生は、唾液を出すための理想的なケアをされているという印象をもちました。唾液が出ることによって、本人がとにかく食べられるようになりますよね。そうすると咬むようになり、それが習慣化してきますね。生きることは大事ですが、自分の力で生きるのが大事です。口から食べること、飲むことは基本中の基本です。黒岩先生はまずそこを第一歩としてやられたことに感銘を受けました。

　唾液が出ること、それから本人の意欲。恐らく認知症の方でも生きていく意欲、何かをしようという意欲がすごく出たと思うのです。食べさせるために何をするのかを我々が考えるべきであったのが、一時期本末転倒したところがありました。だから、まず原点に帰る。黒岩先生の口腔ケアは、原点に帰った形だと思います。ただ、忙しすぎて、現場ではなかなかここまで手が回らなかったのですね。

唾液腺の刺激とマッサージ効果

北村　唾液腺のマッサージ効果はありますか。
井上　唾液腺のマッサージで出てくる唾液は、末梢のものだけなので、即時効果しかないと思っています。
北村　刺激のほうが生理的というか。
井上　口腔内の刺激は感覚効果で引き起こす唾液分泌の反射です。ただし、唾液腺のマッサージは、血流もよくしているかもしれません。
柿木　血流は大事ですね。黒岩先生の口腔ケアは、間違いなく末梢血管を開かせて血流が増えているはずです。血流と唾液の分泌の増加がまず第一歩という感じがしました。
黒岩　鼻腔、口腔が乾燥していたら咽頭も乾燥していると仮説を立て、唾液を下咽頭のほうにじわじわしみ込ませたら、咳反射を起こせるのではないかと思い、くるリーナブラシを開発しました。それから、咳反射のない患者さんの咽頭や喉頭に溜まっている痰や唾液等をカテーテルで吸引するとき、カテーテル挿入時に傷をつけてしまうのではないかと考えました。思いっきり咳反射ができた方々の喀出物を見ると、痰や唾液に混じって薬の錠剤や散剤、血餅や鼻毛、細かいミキサー食等、汚物がたくさん出ます。病院や施設で発熱していた方々が自己喀出した痰をくるリーナブラシで除去後、数時間で平熱になるという経験をしていましたので、唾液分泌後の咳反射には注目してきました。
柿木　外部からではなく、自分自身の反射を呼び戻そうというわけですね。
黒岩　そうです。かなりよい結果が出ています。咳反射後は、咳反射と同時に喀出できた痰をくるリーナブラシの毛先に引っかけて口腔外に取り出します。状態に合わせてこの操作を繰り返すことで、経管栄養の方もそうですが、食事の形態をゼリー食から始め、口腔の残存機能に合わせた食事形態を調整することで食べられるようになることも多々あります。

柿木　唾液の分泌により食欲も出てくることはあるのでしょうか。

井上　食欲の話には答えられませんが、本能での食欲ではなく、口を刺激されている直接行為が食欲に繋がっているのではないかと思います。

　あとは、唾液中枢は直接脳幹を介して消化管活動を促すので、便秘や下痢を抑える効果は絶対あると思います。

北村　唾液は重要ですね。

黒岩　私は往診の際、まな板、包丁などを持っていき、音で聴覚、フレーバーで嗅覚、さまざまな味で味覚を刺激し、唾液分泌を促します。フレーバーのアメでの触覚刺激は、唾液分泌に非常に効果があります。

2　口腔内の感覚刺激による脳への刺激効果

北村　次に脳への刺激効果についてですが、唇や口腔内を触ると、脳の広い範囲に影響が出るといわれていますね。

柿木　口腔に限りませんが、脳神経細胞は感覚刺激が入らないととにかく衰えていきます。例えば事故で右腕を切断した場合に、それまで右腕に対して反応があった、あるいは右腕を動かそうとした神経細胞がどんどん減っていきます。

　ですから恐らく、飲食しない状態が長く続くと、あっという間にそれに関する脳神経細胞の数が減り、動きも悪くなります。悪循環になっていくことは間違いないです。ペンフィールドのこびと（ホムンクルス・図1）を見てもわかるとおり、唇のところがあれだけ広いということ

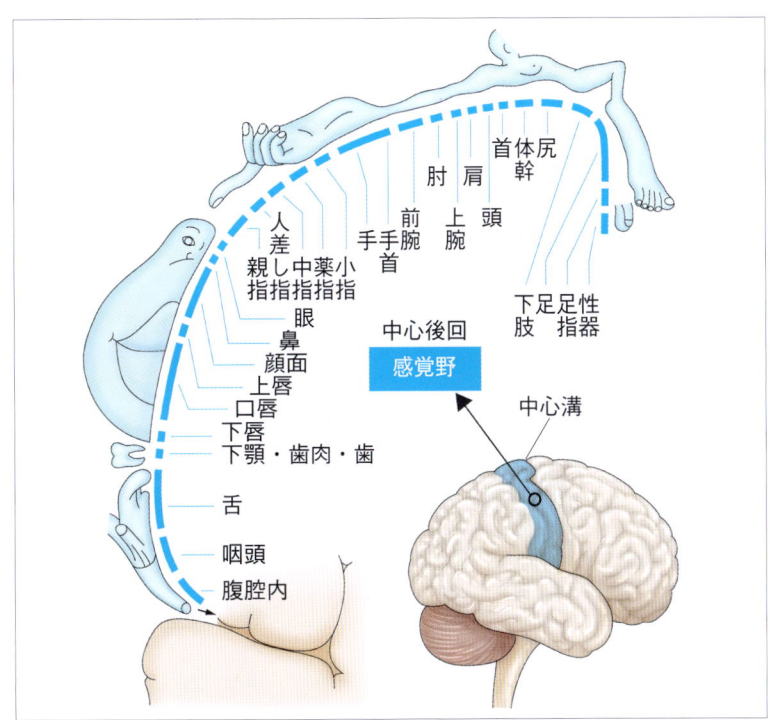

図❶　大脳皮質の感覚野。カナダの脳神経外科医ペンフィールドが、大脳皮質に電気刺激を与えた実験の結果、脳の感覚野（専門的には体性感覚野という）と運動野の地図を描いた。ここでは感覚野のみ示されているが、目、口、手の指、足などの感覚や運動は、それぞれ対応している脳の場所があるということを地図にしたもので、ペンフィールドのこびと（ホムンクルス）として有名である。例えば、口や唇、舌は、実際の体と比べるとかなり大きく描かれているが、これは、その部分の感受性や運動能が高く、小さなことでも敏感に感じ取る能力に優れていると同時に、精巧な運動ができることを示す（小野塚 實：どうして咀嚼が脳を活性化するのだろう？．新・口腔の生理学から？を解く，デンタルダイヤモンド社，東京，2012：8より引用改変）

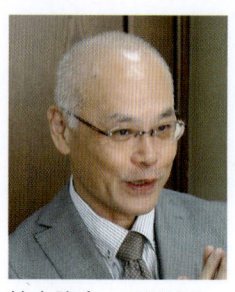

2　座談会　なぜ「黒岩恭子の口腔ケア&口腔リハビリ」は食べられる口になるのか

柿木隆介　医学博士、神経内科医。自然科学研究機構 生理学研究所教授。専門は高次脳機能、感覚系の生理学

柿木　口腔は、しゃべる、咬む、飲み込みに関係しますね。それに比べたら走るとか足を動かすのは、非常に大ざっぱで、脳神経細胞も口腔関連の細胞の1/5くらいしかありません。それだけ重要なところですから、本当は常に刺激を与えられていないといけないところで、誤嚥性肺炎が起こるのを怖がって口から食べさせるのをやめたら、人間の脳のかなりの部分への入力が全くなくなってしまう、あるいは運動系がなくなってしまうということになり、脳によいわけがありません。

ですから、基本的に刺激を与えないといけない。これは本人が自主的にするのが一番ですが、黒岩先生はとにかく刺激を与える。筋肉もそうですし、触るのと、両方されていますよね。だから筋紡錘も刺激され、触覚も刺激されています。

リハビリも全く同じで、放っておくのが一番駄目です。脳卒中は、昔は発作後、寝かせておいたのです。今はできるだけ早く動かしましょうとなっています。それは、1～2ヵ月間に全く入力がないと、運動しようという指令を出さなくなり、元に戻らないわけです。致命的なことになります。ですから私は、何年もそういう状態だったのに、口腔ケアを始めることでかなりは、これに関係する脳神経細胞がいかに多いかということです。

脳神経細胞の特殊性と口腔ケア

北村　解剖学的にみて、細かい筋肉があれだけ複雑に絡まっているところは、ここしかないです。

戻ったことにびっくりしたのです。それこそ、足は2年も動かさないと、歩けなくなります。

人間にとってある程度動くことは非常に重要だし、脳自体がとにかくきっかけを待っていて、何とかしてほしいと訴えていて、逆に鋭敏になっているのではないかなと思います。例えば、右の舌の動きが悪いとき、非常に丁寧に左側も満遍なくケアをされていますよね。そうしないと駄目なのだと思います。そういった意味で、黒岩先生の口腔ケアは非常に理にかなっています。

今まで、なぜそれをやらなかったのかという、原始的な疑問に戻るくらいです。恐らく人手が足りないという言い訳をされるのでしょうけど。

井上　あとは介護の現場では、手足が動かなくなると困るというところがあって、トイレとお風呂と着替えのためのリハビリテーションはよく知られているところです。でも、首が動かない、自力で飲食できなくても死なないと捉えられてきた経緯があるのではないでしょうか。

柿木　そうですね。黒岩先生の症例を老人施設等の介護現場の人たちが見たら、ケアの考え方が根本的に変わると思いますね。やらなければいけないことなんです。しかも、ある程度時間が経っていてもかなり回復するということは、すごいことですよ。私は神経内科医なので、脳卒中の患者さんを多く診てきましたが、2、3年も経ったら、何をやっても駄目です。ですから、非常に感銘を受けました。

黒岩　私は、誰にでもできる口腔ケア法について考えました。超高齢社会の現在は、病院、施設あるいは家族が、有病者や認知症、障害のある方、難病の方たちを抱えています。ですから、歯科の専門職だけができる方法では無理だと思いました。それで、誰にでもできる口腔ケア

の方法を毎日考えあぐねていました。

柿木 失礼な言い方をしますと、こういうケアをしたら脳によいといったことは、初めはお考えじゃなかったと思うのですが。

黒岩 そうですね。

柿木 とにかく動いていない部分を動かしましょう。それが初めだったと思うのです。しかし、結果的にそれは脳に働いて、脳の動きがよくなって、介護なしで自分自身で食べる意欲が出てきていますよね。それは明らかに末梢の話ではなく、脳のレベルの話で、それにすごく感動したのです。

黒岩 歯科医療人として幸せを感じるときは、患者さんの笑顔を患者さんとともに家族や多職種と喜び合える瞬間です。施設や病院等では、多職種が手をたたいて喜んでくださいます。私がこの状況に身を置き、患者さんを中心にその場にいる方々と命の絆で結ばれていることを感じます。

柿木 恐らく初めは、ちょっと飲み込めればよいという程度のはずだったのが、結果的にはすごく笑顔が出るようになり、自分で食べるようになった。初め考えていたよりはるかに効果的だったと思います。どこに効いたかというと、脳幹であり、脳だと私は思います。それが刺激やマッサージの効果だと思います。

咬むことと脳刺激

北村 次に、咬むことへの影響に移ります。

柿木 歯根膜は非常に鋭敏ですよね。

井上 場所によっては0.1mmに満たない動きやものの厚さを見極めます。髪の毛が口の中に1本入るとすぐわかりますが、のどに入ってもわかりません。

柿木 それだけ鋭敏である必要があるわけで、我々はそこまで鋭敏な歯根膜をもたなければならない生物なのです。食べることが一番の基本で、そこは常に刺激しないといけないということだと思うのです。

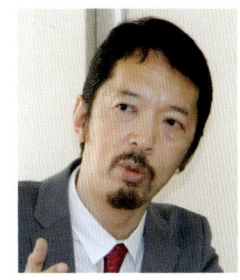

井上 誠　歯学博士。新潟大学大学院医歯学総合研究科 摂食環境制御学講座 摂食・嚥下リハビリテーション学分野教授。専門は口腔生理学、嚥下障害学

　高速道路を運転していて眠くなりそうなときは、事前にガムを咬むと確かに眠くならない。ガムを咬み始めると明らかに眠気はなくなります。

北村 眠気にはカフェインと言うけれど、カフェインじゃなしに。

柿木 コーヒーどころではないです。出発前からガムをずっと咬んでいると、居眠りは減ります。明らかな覚醒効果があります。

　それから、短期的な効果かもしれませんが、明らかに運動機能も上がります。メジャーリーグの野球選手、海外のサッカー選手はよくガムを咬んでいます。選手たちに聞くと、「安定するから」、「癖になっているから」と言いますが、運動機能が上がるので、自然に覚えたのだと思います。

　咬むことがいかに脳によいかということが、最近はっきりしてきました。経験的には知っていましたし、眠いときにはガムを咬めとは昔から言われていました。それから、ガムをずっと咬んでいると唾液が持続的に出ます。脳幹を刺激し、それが脳の運動系にも作用します。

　最近の若い子は硬いものを咬まなくなりました。とにかく歯ごたえのないものばかり食べますよね。

井上 介護現場では、すぐにミキサー食やペー

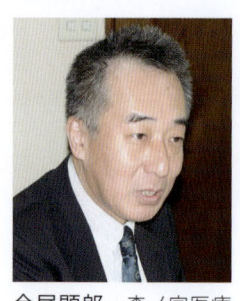

2 座談会　なぜ「黒岩恭子の口腔ケア＆口腔リハビリ」は食べられる口になるのか

金尾顕郎　森ノ宮医療大学理学療法学科教授。専門は内科系理学療法学、呼吸アレルギー病態制御学

スト食にしますが、私はやめましょうと言います。口の動きが悪くなったからそうしたと言うのですが、ミキサー食やペースト食は咽頭機能の補償のためにやるものであって、義歯が合わなくて硬いものを咬めないとか、本人が食べるのに時間がかかるからということならば、例えば硬いものと軟らかいものを半々にして、とにかく咬む習慣を失わせないようにと言います。ところが、うちの給食では半々にはできませんと言われる。

要は咀嚼機能がどれだけ大事かを我々が提示してあげないと、給食の現場でも、軟らかいか硬いかになります。

柿木　給食も軟らかいですね。あまり硬いものを出さないような気がします。

金尾　小児施設に行ったとき、離乳食的なものを出しますが、そのなかには必ず硬いものを混ぜます。舌の上下運動、横の運動を出すことを目的に、いろいろな形のものを入れてやっています。

井上　最近私が言うのは、楽な食べ物が安全なのではないということです。つまり、すぐに丸飲みできるようなものは、正常な人が食べたら楽に飲めるから安全と思うかもしれませんが、口腔内の刺激が少ないから、口腔内で処理しようとしないですぐ送り込んでしまいます。

例えばゼリーは、舌で押しつぶすとか、歯で咬む作業をしなくてもつるんと入ってしまう。楽そうに見えるけれども、決して安全なものではないと思っています。

咽頭に問題があって誤嚥や残留という問題があれば別ですが、むしろ口腔内での食べ物の処理工程を増やして意識させることが大事だと話します。

多くの介護現場では咀嚼がどうとかは、あまり考えていないと思います。咬まないから、入れ歯がないからといって、安易にミキサー食にしてしまう傾向があります。咀嚼は大事だと思います。

口腔ケアで刺激される脳の領域

北村　食べないと口腔感覚が鈍感になり、病的になると鋭敏になります。子どもは成長の過程で指しゃぶりをすることで脱感作をしています。黒岩先生が口の中を触ることが、同じような効果がありますね。

柿木　脳は、まともな入力がないと、絶対に変調を来します。動いていない、運動指令がないとおかしくなるのと一緒で、感覚刺激がないとやはりおかしくなるんですね。

井上　口腔ケアは口の中の刺激だけだからといって、体性感覚の領域（図1）だけに働きかけているわけではないと思います。人間は、基本的には視覚動物で、約7割は視覚が占めていると聞いたことがあります。行為が及ぶことによる体性感、触られたとか押されただけではない特殊感覚も使うし、そういう行為が目に入って記憶を呼び起こせば、海馬や前頭前野も何かの処理に使われるかもしれない。あるいは、口の中に正しく入ってきたものを正しく処理しようと思えば、内臓感覚、味覚感覚のような領域も働きます。口の中にかかわる機能だけではなく、全身が働くと期待できます。

3 口腔内の感覚刺激が筋肉に及ぼす影響

北村 筋肉のリハビリも重要なポイントですね。

金尾 そうです。ガチガチに咬み込んでしまったのを少しずつ緩めていくのは非常に大切なことです。筋肉自体に反射を誘発したり、温めたタオルで顔を拭いてあげることにより、筋肉がほぐれてきます。口輪筋の周りに繋がっている多くの筋肉が一同に動き始めて、口の動きが変わるのはよく見ます。口腔周辺の筋肉には、筋紡錘が少ないと思いますが。

口腔周辺の筋肉の筋紡錐

井上 口腔、顔面のなかで、筋紡錘が最も豊富にあるのが閉口筋です（図2）。いわゆる、四肢でいうところのストレッチ効果は、口腔や顔面にはあまり期待できません。顎骨の場合は顎関節により開口量が決まっていますから、手足のように思い切り伸ばすことができません。

金尾 小さいですから、十分に引き伸ばすとか、縮めることがなかなかできないところです。

井上 あまり期待できない。

金尾 それに対する方法として、皮膚からの刺激は行われます。海外で行われている、げんこつで皮膚をぐっと押さえつけて伸ばす感じなのか、皮膚への刺激なのか、筋への刺激なのかわからないのですが、そういうふうにやると動きが出てきます。

井上 振動刺激を与えることで筋紡錘の感覚を鋭敏にする実験は行われていますが、それは効果がありますか。

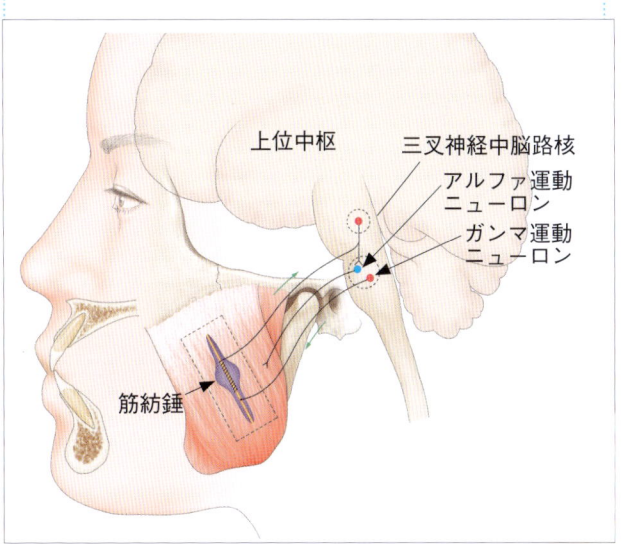

図❷ 開口によって咬筋が引き伸ばされると咬筋の紡錘筋が興奮し、中枢を介して反射的に咬筋を収縮させる（森本俊文，他：どうして咀嚼が脳を活性化するのだろう？．新・口腔の生理学から？を解く，デンタルダイヤモンド社，東京，2012：65より引用改変）

金尾 トニック・バイブレーション・リフレックスで、サイクルをどこに設定するかだと思います。低い周波数は抑制、高い周波数は促進に働きますが、私はやったことないのでわからないです。

井上 健常者を対象に行ったことがあるのは、開口量を1回覚えさせおいて、それを再現できるかどうかというテストのときに、ブルブルやったほうが再現性が高かったのです。筋紡錘が働くので、位置感覚の再現性が高くなります。健常者で、一過性のものですが、効くということを、実験的にはやってみたものです。

金尾 黒岩先生は、舌のストレッチを外側から内側ではなく、内側から外側へ動かしていますが、非常に理にかなった方法だと思います。

柿木 舌筋には筋紡錘があるのですか。

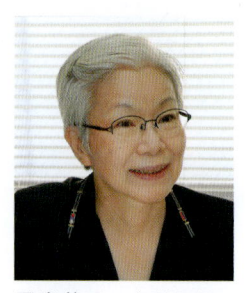

2 座談会 なぜ「黒岩恭子の口腔ケア&口腔リハビリ」は食べられる口になるのか

黒岩恭子　歯科医師。神奈川県茅ケ崎市にて開業

井上　形態学的には見つかっていますが、舌筋の感覚神経がもし舌下神経だとしたら、そのルートはどういうふうになっているのかなど、不明な点が残されています。

柿木　筋紡錘は手足の筋肉に多いですが、目をつぶっていても自分の筋肉が伸びているのか、力が入っているのか、そういうことが全部情報として脳に入るために必要なのです。人間は鉛筆のようなものですから、ぽんと押されたら倒れそうですが、倒れない。それは、筋紡錘が刺激されて、自分の膝の関節の位置や筋肉の動きを全部脳に情報として送るので、バランスを取っているからです。

では、どうして口や舌に筋紡錘があまりないのか。それは、舌は場所が決まっていますから、きちんと態勢を整える必要がないところです。口も大きく開けすぎて折れるようなことはないので、危険を察知する必要がない。それでこの辺にはないのです。

そういう意味では、末梢の四肢の筋肉はストレッチをして筋紡錘が衰えないようにしないと、単なる廃用性の筋萎縮だけではなく、筋肉がある程度回復しても、バランスがとても悪くなりますので、ストレッチする必要があります。ところが、口はそこまでやる必要はない。しゃべるというのは、口周辺の筋肉がすごく複雑に動いています。それは筋紡錘のようなレベルではなく、脳と小脳の協調運動で私たちはしゃべれています。

井上　筋紡錘は、ダイナミックな動きがないので、あまり進化してこなかったというのもある一方で、反射で圧倒的に多いのは開口によるものです。口腔内は、どのような刺激をしても開口反射が起きます。開口反射は、口を開ける反射だから特殊に感じるかもしれませんが、四肢でいうと屈曲反射で、防御反射です。四肢の防御反射は、痛覚刺激でしか起きませんが、一方で、開口反射はあらゆる刺激で起きるのです。痛みのない刺激をしても、口は開くのです。

金尾　動かないと、軟部組織がどんどん縮小していきます。それを物理的に引き伸ばすだけでも、かなり効果があると思います。例えば、肘にギブスを巻いていても、筋はちゃんと動いていますが、伸びない。そこは関節を伸ばしてあげると、3〜5日ぐらいでちゃんと伸びてくるので、軟部組織的なものが縮んでいて、それが引き伸ばされたと考えるのがよいと思います。

筋の訓練効果とマッサージ効果

北村　黒岩先生が唇の筋のリハビリを行うことで、筋肉がすごくしっかりしてきます。ああいう効果は専門用語で言うと、訓練効果になるのですか。

金尾　訓練効果になると思います。筋そのものが太くなっていけば力は強くなるといわれますが、筋のマスが大きくなる前に、脊髄からの信号が同期化してきて、シンクロナイズされて出てきます。筋そのものは、筋線維が太くなっていく前に、神経系の調節のなかで動きが出てきて、強さも出てくるといわれています。ですから、トレーニングの前半と後半では、前半部分が神経系の調節ということであろうと思います。

北村　廃用萎縮した筋肉が黒岩先生の症例で回復してくるのは、1つは訓練効果、あとマッサージ効果もあるわけですか。

金尾　そうですね。内部組織を引っ張るかたちで、可動性が高くなってきます。

柿木　黒岩先生のケアの基本の1つは、刺激することで廃用性萎縮を止める、できれば元に戻すのが大きな試みですよね。2つ目は、使わなくなった筋肉は硬くなって柔軟性が落ちてきますから、それを何とか柔らかくしようというのが目的だと思うのです。

　とにかく目の前に硬くなって萎縮した舌があるので、これじゃとても食べられないだろうと、それを何とかしようと一生懸命努力されて、いろいろな道具も開発された。それは廃用性萎縮をとにかく何とかしたい。硬くなって、しかも変形した筋肉を何とかほぐすことによって、柔らかくして、自然なものにしたい。その2点だと思うのですが、違いますか。

黒岩　そうです。まさに解説していただいたとおりです。同時に、口腔にかかわるすべての五感を必死になって誘導します。

柿木　末梢のレベルではそうですが、方法としては、手足の筋肉に行うのと全く同じなのです。何年も硬縮し、廃用性萎縮をした手足の筋肉は、少々のマッサージで動かしても元に戻りません。ところが驚くべきことに、黒岩先生の症例は戻っています。ある程度、時間が経っても。ケアがよかったこともあるでしょうが、筋肉や機能の回復程度がすごく強い。驚くべき効果です。こんなに回復するのはありがたい話ですね。

金尾　発生学的に口はかなり原始的なところがありますが、生命を維持するための機能は、実は衰えないものですか。

柿木　あるいはリカバリーがものすごくよい、回復がよいからですね。

北村　そういうレベルだからこそ、長期の廃用があってもリカバリーがしやすいと考えてもよいですか。

柿木　よいと思います。原始的な動物は、ほとんど口と消化管だけで生きています。手足がなくてもよいわけで、そこから手、足、脳が発達してきたわけです。そういう意味でも一番基本的なところなので、少々のことでは参らない。ちょっと外から刺激してあげれば回復するところなのだと思います。

　黒岩先生の症例は皆さんの励みになりますね。あきらめちゃいかん。見た感じも硬くなっていて萎縮していたら、普通はあきらめますね。

黒岩　しつこいので。(笑)

柿木　ところが半年くらい続けたらここまで戻るということは、口腔は頑張る甲斐があるので、こういう口腔ケアはとても重要だということを端的に示していると思います。神経内科で脳卒中やパーキンソン病の方をたくさん見ている人間から見ても、驚くべきことです。恐らく、先生の方法が非常によいのと、この辺の特殊な機能だろうと思います。

黒岩　あと先生、すべての口腔の協調運動を同時に出せるリハビリを行っていますが、それが大いに関係しているとは思います。

柿木　具体的にどういう方法ですか。

黒岩　例えば1ヵ所をさまざまに刺激することによって、いくつかの機能を引き出せます。かなり神経を使いますが。くるリーナブラシシリーズには1本、1本に役割があるのです。

井上　多分経験的に、手技的にわかってやっていらっしゃる。(笑)

黒岩　動物的に(笑)。

　図3は100円の電動ブラシに、すべての機能が出せるものを、リハビリ器具として作っています。口腔機能を診断できるので、作れるのだと思います。

柿木　振動刺激をされているのですか。

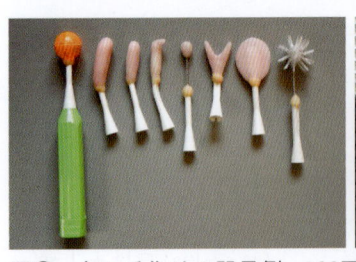

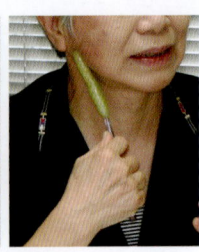

2 座談会　なぜ「黒岩恭子の口腔ケア＆口腔リハビリ」は食べられる口になるのか

図❸　左：手作りの器具例。100円の電動ブラシにつけて使用。右：手作り器具の使用例

黒岩　この手作り器具は、顔面ないし口腔内全体にフィットするように作製しました。バイブレーションで微振動を与え、ストレッチできます。これらの器具を自由自在に使うことで、口腔機能の協調運動を引き出せ、飲食できる口に繋がりやすくなります。

柿木　理論ではなく、実地で鍛えられた道具はすごいですね。それが一番重要ですよね。理論的にこうすればいいはずだっていうのじゃ、駄目なんですね。

舌と体幹と姿勢

柿木　舌の筋肉はほとんど体幹筋です。深いところにあって、しかも一定の細かい動作しかできないから、普通は鍛えようがないところです。インナーマッスルを鍛えているわけです。表面的に鍛えるだけではなく、解剖学的に体幹筋に近いような機能をもったところを鍛えておられる。恐らくそれがよい要因なのかもしれません。我々が体幹筋を鍛えるのはなかなか難しいですね。

金尾　インナーマッスルを作ってあげると、顔の表情が変わってきます。Deep Front Lineというのがあって（図4）、足関節から舌までを繋ぎます。実際、舌の動きを出すと、体幹が伸びてくるというか、鋭くなってくることがあります。咀嚼で、覚醒まで結びつくラインがあることで、体幹の姿勢をよくすることにより、目も開き、話もでき、ご飯も食べられます。

北村　解剖学的に舌筋は体幹の筋の続きです。僕は学生に「舌はのどから出た手である」と言います。舌は体幹と繋がっています。

金尾　生後6ヵ月の正常児では舌はまだ前後にしか動かないのですが（図5）、坐位姿勢がとれるようになると上下に動くようになります。そして横に動くことによって、体を横に向けられるようになると、舌も左右運動が可能になります（図6）。坐位から四つん這いになる際の舌と体幹の繋がりは、四つん這いになるための条件に舌の動きがかかわっているという、小児の発達からも言えます。また、姿勢を変えてあげることにより、患者さん自身の活動性も変わってきます。ですから、嚥下、咀嚼がうまくいった人が、起き上がりが上手になってくるところにも結びついていきます。

井上　温熱刺激ですが、口腔は温熱刺激をほとんど行いません。冷たいものを感じる冷点のほうが口腔内には圧倒的に多く、例えば1㎠あたりで冷たいと感じる点は10個以上ありますが、温かいと感じる点は数個しかありません。

金尾　口腔内ですか。

井上　そうです。口腔内の刺激をするときには、ほとんど冷たいもので行います。覚醒効果も含めて、感覚に対する鋭敏さは冷たいほうが大きいので、温熱刺激の効果は今後やってみたら何かあるかもしれませんが、アイスマッサージがほとんどです。

金尾　温熱効果は顔の外側から行っています。

義歯装着の効果

井上　義歯は運動、感覚、認知すべて含めて入れないより入れたほうがよいに決まっています。

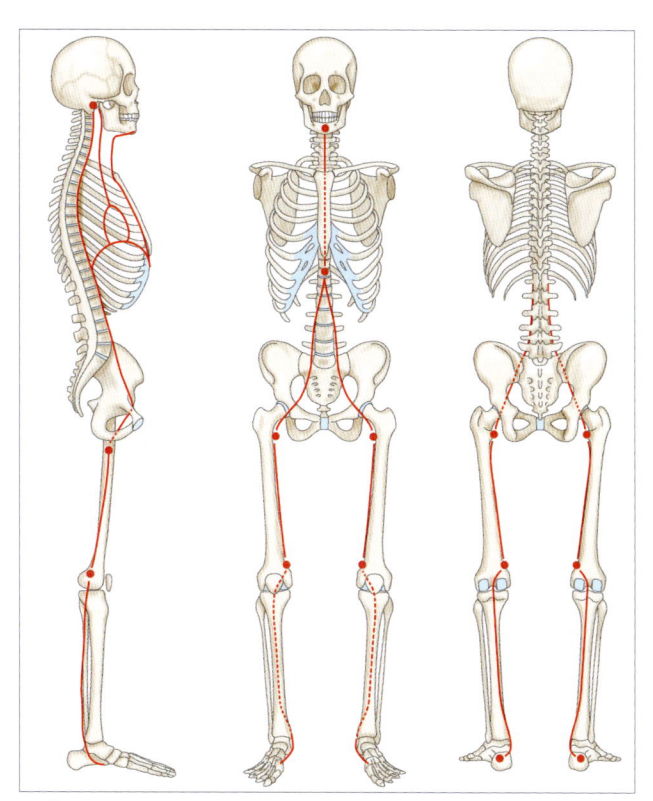

図❹ Deep Front Line。身体の芯の部分。スタート地点は、前足部のアーチを形成している長腓骨筋と後脛骨筋の停止部であり、終点は舌である。舌の状態によって安定性は変化する。詳しくはp.70、図5参照（板場英行，石井慎一郎訳：アナトミートレイン第2版. 医学書院，東京，2012より引用改変）

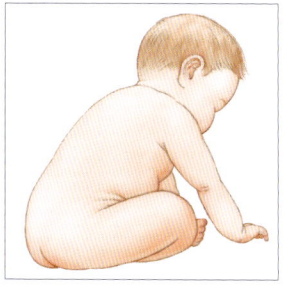

図❺ 正常児、生後6ヵ月。坐位。舌は上下運動が可能となる

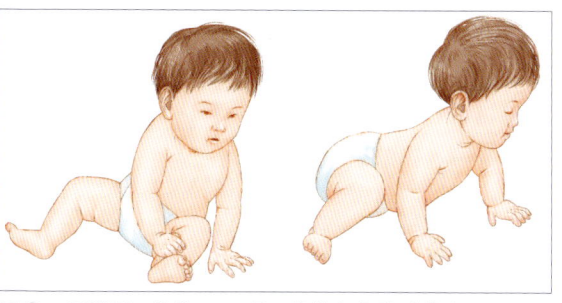

図❻ 正常児、生後7ヵ月。坐位から腹臥位や四つん這いに移行するときの横坐りの構え。舌は左右運動も可能となる

顎位の固定、舌の送り込みに圧をつくりやすいですし、堤防となって食塊をまとめやすい。堤防がなければ舌で堤防を作らなければいけないので、運動、嚥下の点で、義歯はないよりあったほうがよい。また、咬めば唾液が出るなど、全部にとってよいのです。

しかし、注意しなければいけないのは、本人が嫌がるのをむやみに、「義歯はいいんだ」と押しつけないことです。正常なときは舌圧をうまく出せたけれど、顎位を固定することにより逆に顎位が邪魔で舌圧を発揮しにくいことがあります。そういう人は長年咬合が低い状態、義歯がない状態で食べ慣れていて、このほうが食べやすいということがあるかもしれません。それは見極めなければならないと思います。

それから、総義歯の場合は口蓋を覆うため、感覚を遮断します。慣れている人はよいのですが、口蓋粘膜を覆う義歯は、初めての場合はかなり抵抗があります。口蓋の味刺激は大きいので、見極めたうえで、義歯を入れたほうがよいかどうかを考えるべきです。義歯の効果は総合的に判断しなければいけないと思います。

柿木 昔、上野動物園に入れ歯を入れたロバがいました。人間だと80歳ぐらいですが、入れ歯を入れたら、ものすごく元気になって、咬むだけじゃなくて走り回り、うれしくて他の馬の尻を咬んだりしたのです。義歯を入れただけだったのに、ロバでも全く違ったという有名な話です。

老人の場合、嫌がったら駄目だけど、きちんとした義歯があって、自分で咬めるようになることが、口だけではなく、生活全般にわたって改善する大きな要因ではないかという感じはしますね。

北村 本日はご協力いただいてありがとうございました。

3 "黒岩恭子の口腔ケア&口腔リハビリ"を解剖する

1 嚥下の理解に必要な解剖学の知識
——口腔機能の改善はなぜ嚥下機能の改善に繋がるのか

北村清一郎（徳島大学大学院ヘルスバイオサイエンス研究部　口腔顎顔面形態学分野）

口腔ケアの効果の1つに口腔機能の改善が挙げられる[16]。"黒岩恭子の口腔ケア"が、単に口腔清掃にとどまらず、口腔機能のリハビリを念頭に行われていることはいうまでもない。「口腔ケアを行うと、なぜ食べられるようになるのか」という疑問に対し、「口腔粘膜への感覚刺激による唾液分泌の促進や脳の活性化、口腔粘膜下の筋肉に対するリハビリ効果が口腔機能を改善する」といった回答が考えられる。口腔粘膜への感覚刺激による唾液分泌の促進や脳を活性化する機構、あるいは口腔周囲筋に対するリハビリ効果については、生理学や脳科学、あるいはリハビリテーションの立場から、専門的な説明がなされると思う。本項では「口腔機能の改善はなぜ嚥下機能（食べ物を飲み込む機能）の改善に繋がるのか」を念頭に、嚥下の理解に必要な解剖学の知識を解説する。

1. 口腔領域の機能は嚥下と密接に関連する

嚥下は、口腔にある食塊を、咽頭を経て安全に食道に送る働き（図1）で、そのしくみは、
1）食物路が呼吸路から遮断される
2）食塊の口腔への逆流が遮断される
3）食塊が咽頭・食道へと送られる
の3つに分けることができる。

1）食物路が呼吸路から遮断される
呼吸路と食物路は咽頭で交叉する（図2）。従って、嚥下時は、食塊が呼吸路に入らないように、軟口蓋が上方に回転（挙上）されて鼻腔と咽頭が隔離され（鼻咽腔の閉鎖、図1-①）、食塊が鼻腔に逆流するのを防ぐ。また、喉頭蓋が後方に反転す

るなどして喉頭口が閉ざされ（図1-②）、食塊が喉頭に入るのを防ぐ。

2）食塊の口腔への逆流が遮断される
嚥下時、食塊が口腔に逆流しないように、舌背は硬口蓋に押しつけられ（図1-③）、口唇も閉ざされている（図1-④）。舌背を硬口蓋から離したまま、あるいは口唇を開いたままで嚥下しづらいのはこのためである。

3）食塊が咽頭・食道へと送られる
食塊が入る空間をつくるべく、まず舌根がやや

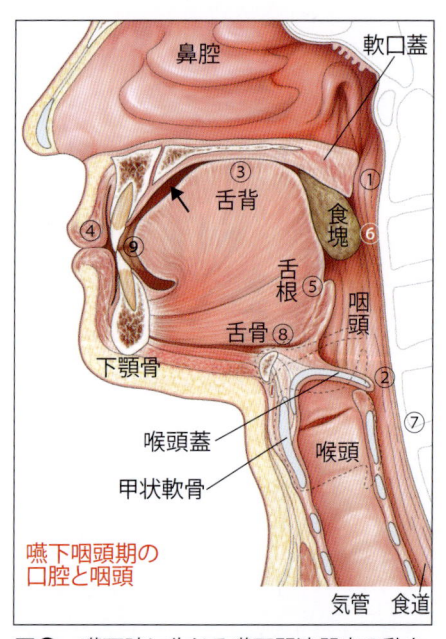

図❶　嚥下時に生じる嚥下関連器官の動き。①鼻咽腔閉鎖、②喉頭口の閉鎖、③舌背の硬口蓋への押しつけ、④口唇の閉鎖、⑤舌根の前方移動、⑥咽頭壁の蠕動運動、⑦食道入口部の開大、⑧舌骨の上前方への挙上、⑨上下の歯が咬み合う。嚥下咽頭期、舌・舌骨・喉頭複合体は、前上方（矢印）に挙上されている

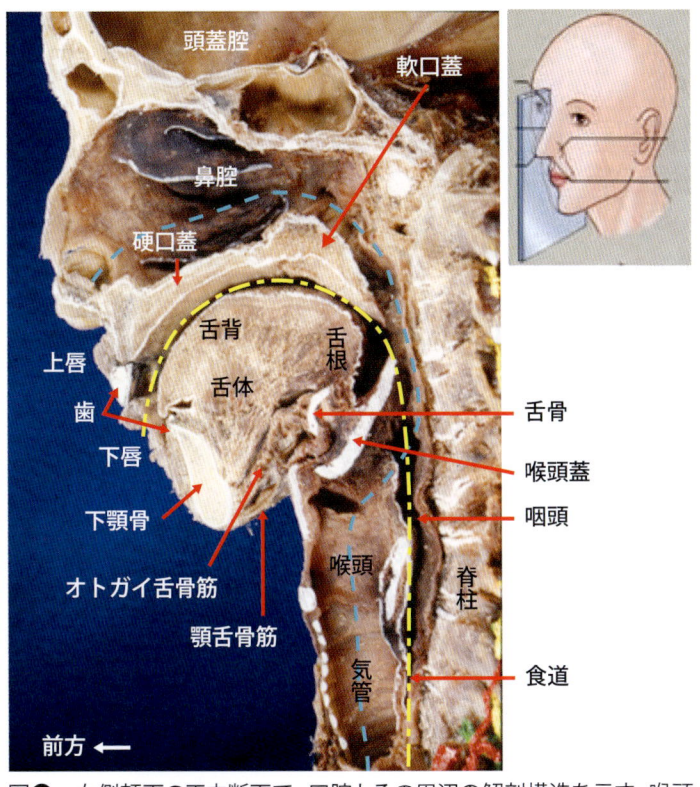

図❷ 右側顔面の正中断面で、口腔とその周辺の解剖構造を示す。喉頭や気管の前方にあった筋肉などは除去されている。青色の破線は呼吸路、黄色の一点鎖線は食物路

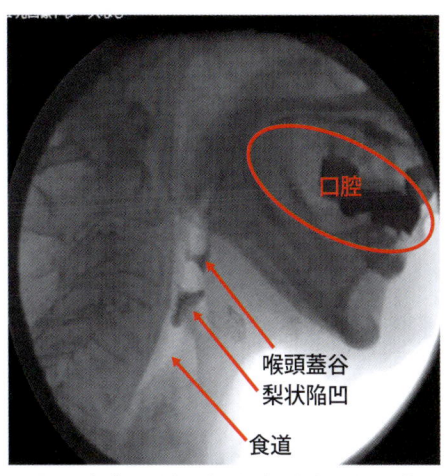

図❸ ビデオX線透視像（VF像）で喉頭蓋谷と梨状陥凹をみる（写真は八王子赤十字病院の道脇幸博先生のご厚意による）

前方に移動して咽頭の空間（咽頭腔）を拡げ（図1-⑤）、食塊を受け入れる。軟口蓋の挙上（図1-①）も咽頭腔を拡げる。ついで、咽頭壁が上方から下方へと順に収縮し（蠕動運動）、食塊を下方に押していく（図1-⑥）。このとき、食塊を通すべく、食道の入口（食道入口部）は開かれる（図1-⑦）。

なお、上記の①〜⑦のうちの②、③、⑤、⑦については、舌骨が上前方に挙上されること（図1-⑧）が必要[2,18]で、舌骨・喉頭に指を置いて嚥下すると、舌骨・喉頭が挙上するのがわかる。この動きは舌骨上筋の作用によるが、舌骨上筋が舌骨・喉頭を挙上するには上下の歯が咬み合っていること（図1-⑨）が必要で、上下の歯を咬み合わさない状態での嚥下は難しい。すなわち、嚥下時にかかわる①〜⑨の動きのうち、①、③、④、⑨の4つは口腔領域で生じている。従って、嚥下を考えるに際して、喉頭蓋谷や梨状陥凹などの咽頭・喉頭領域（図3）だけでなく、口唇の閉鎖状態、咬合の状態、舌と口蓋の接触状況、鼻咽腔の閉鎖状態などの口腔領域の機能にも着目することが不可欠となる。

2. 口唇の閉鎖状態の改善と表情筋

非経口的な栄養摂取を長く続けていると、表情筋や咀嚼筋、舌筋、口蓋筋などの口腔周辺の筋肉は廃用萎縮や拘縮状態、あるいは低栄養状態に陥り、咀嚼や嚥下などの機能は損なわれる。従って、経口摂取を取り戻すに際して、まず、これらの筋

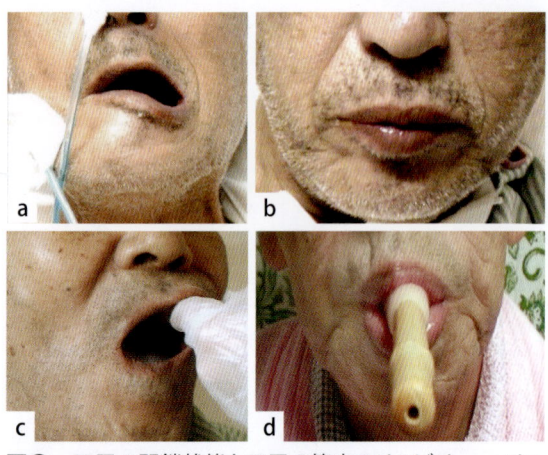

3 "黒岩恭子の口腔ケア＆口腔リハビリ"を解剖する

図❹ 口唇の閉鎖状態と口唇の筋肉のリハビリ。a：リハビリ前の口唇、cとd：口唇の筋肉のリハビリ例、b：リハビリ後の口唇（写真は黒岩恭子先生のご厚意による）

図❺ 口裂周辺の表情筋

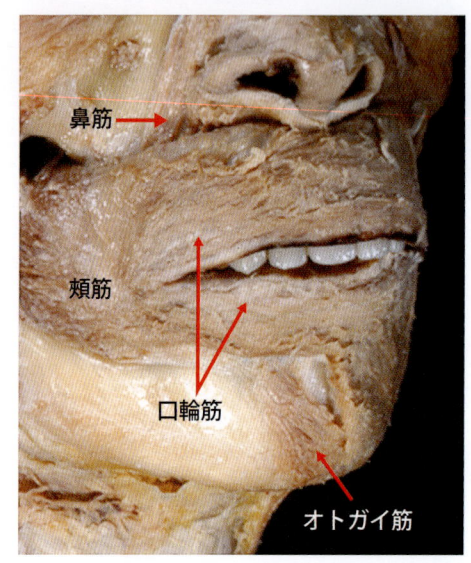

図❻ 表層の表情筋を除去し、頬筋と口輪筋が一続きなのをみる

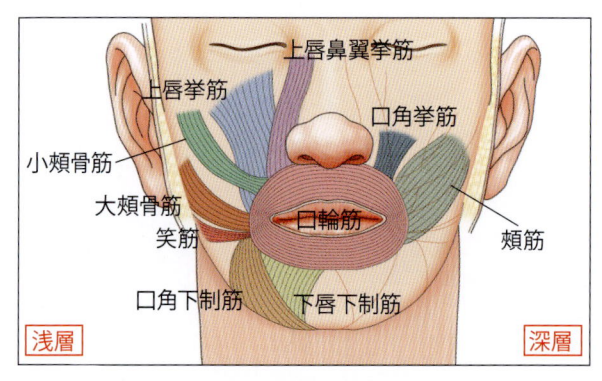

図❼ 口輪筋は口裂周辺の筋肉の合流で形成される（参考文献[5]の図を引用改変）

肉の機能回復を図ることが重要となる。

1）口唇の筋肉のリハビリ（図4）

　図4aは閉鎖状態のよくない老人の口元である。図4bは、この老人に口唇の筋肉のリハビリ（図4cと4d）を行った後の口元である。口唇がしっかり閉じているだけでなく、頬のたるみや口角の下垂も改善され、顔つきもしっかりしてくる。すなわち、口唇の筋肉を鍛えることは、口唇の筋力のみならず、顔つきの改善にも繋がっている。

2）口唇の筋肉のリハビリはなぜ顔つきの改善に繋がるのか

　口唇をつくる口輪筋は、顔の皮下に広く分布する表情筋の1つである（図5）。口輪筋には固有の筋束は少なく、頬筋を主体として（図6）、口裂周辺の他の表情筋が合流することで形成される（図7）。口裂周辺の表情筋として、上唇鼻翼挙筋、上唇挙筋、小頬骨筋、大頬骨筋、口角挙筋、頬筋、口角下制筋、下唇下制筋などが挙げられる（図5）。これらの表情筋は顔の下半部を構成しており、口輪筋を収縮させることで、顔下半部の表情筋も同時に収縮し、これらの筋肉のリハビリに繋がったと考えられる。また、頬筋と口輪筋は一続きの筋

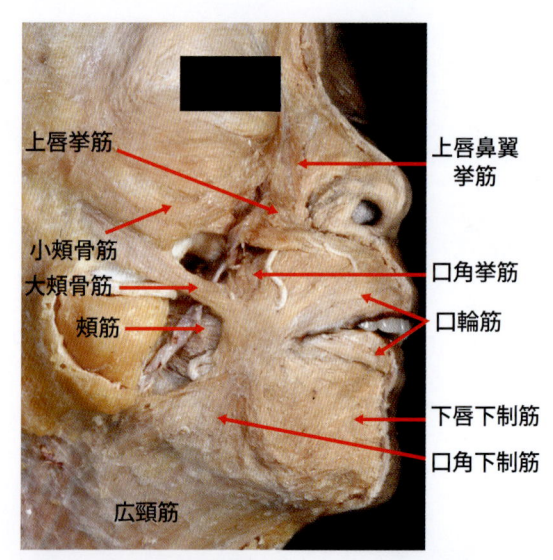

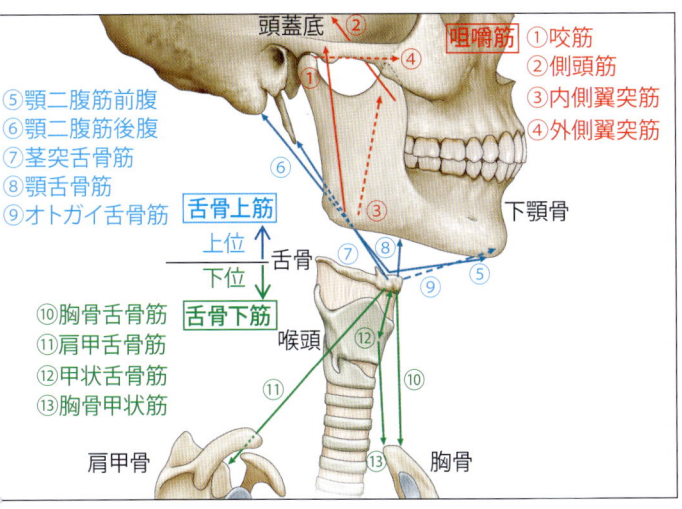

図❽ 顎・前頸部の可動性骨格構造とその動きにかかわる筋肉

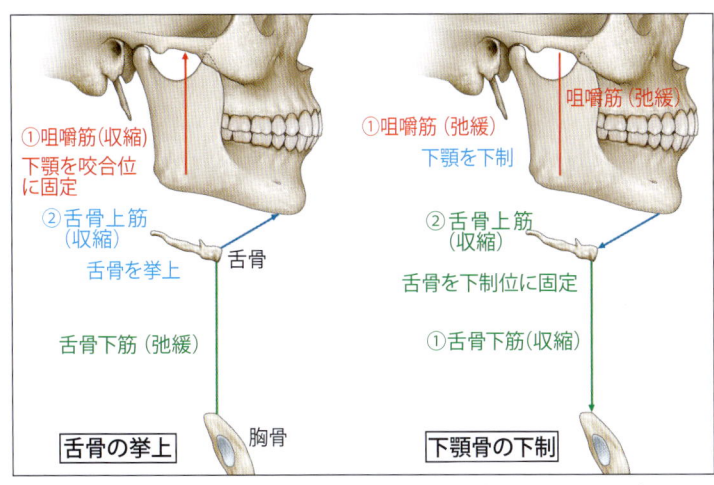

図❾ 舌骨上筋の作用。舌骨の挙上と下顎骨の下制の2つの作用がある

肉（図6）で、頬筋を動かすことは口輪筋を動かすことにも繋がる。頬筋と口輪筋は口腔の内輪走筋として、口腔機能に密接に関連しており、これらの筋肉のリハビリは、口唇閉鎖機能のみならず、口腔機能全般の改善に繋がる。頬と口唇を主対象とした"健口体操"[11]が口腔機能全般のリハビリに繋がる理由がここにある。

3. 下顎の咬合位（上下の歯を咬み合わせた状態）での固定

1）嚥下にかかわる可動性骨格構造と筋肉（図8）

嚥下にかかわる可動性骨格構造に下顎骨、舌骨、喉頭があり、嚥下時に連携した動きを示す。これらの動きにかかわる筋肉が咀嚼筋、舌骨上筋、舌骨下筋で、いずれも複数の筋肉からなる。咀嚼筋（図8：赤字①～④）は頭蓋底と下顎骨を繋ぎ、顎関節を軸に下顎骨を主に上方に回転（下顎骨を挙上）させ、閉口に働く。舌骨上筋（図8：青字⑤～⑨）は頭蓋底や下顎骨と舌骨を繋ぎ、顎関節を軸に下顎骨を下方に回転（下顎骨を下制）させて開口に働いたり、舌骨を上方に引いたり（舌骨を挙上）する。舌骨下筋（図8：緑字⑩～⑬）は舌骨、

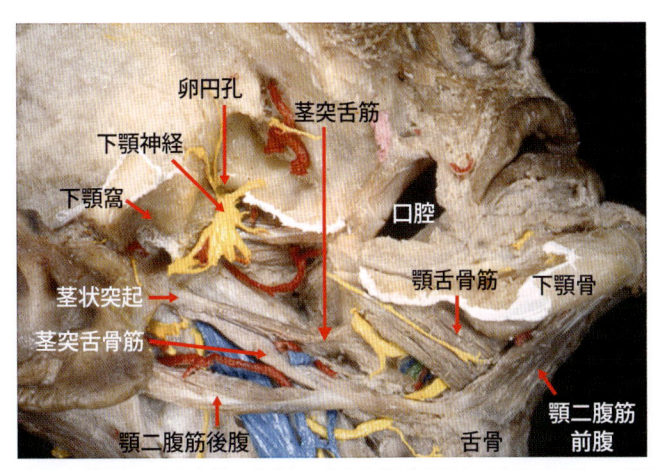

図❿ 浅層の舌骨上筋。右側の舌骨上部（舌骨より上位の部）で、顎二腹筋前腹と後腹、茎突舌骨筋、及び顎舌骨筋がみえている

喉頭、胸骨・肩甲骨の間を繋ぎ、舌骨を下方に引き（舌骨を下制）、また喉頭を上方に引く（喉頭の挙上）か、下方に引く（喉頭の下制）。

2）嚥下時、なぜ下顎は咬合位で固定されるのか

嚥下時、舌骨・喉頭は挙上される。図9左には、舌骨上筋（図10）が舌骨、ひいては喉頭を挙上する際の他の筋肉との協調作用が示されている。舌骨上筋には下顎骨を下制する作用もある（図9右）。従って、舌骨上筋が舌骨・喉頭を挙上するためには、下顎骨が同時に下制されないよう、下顎

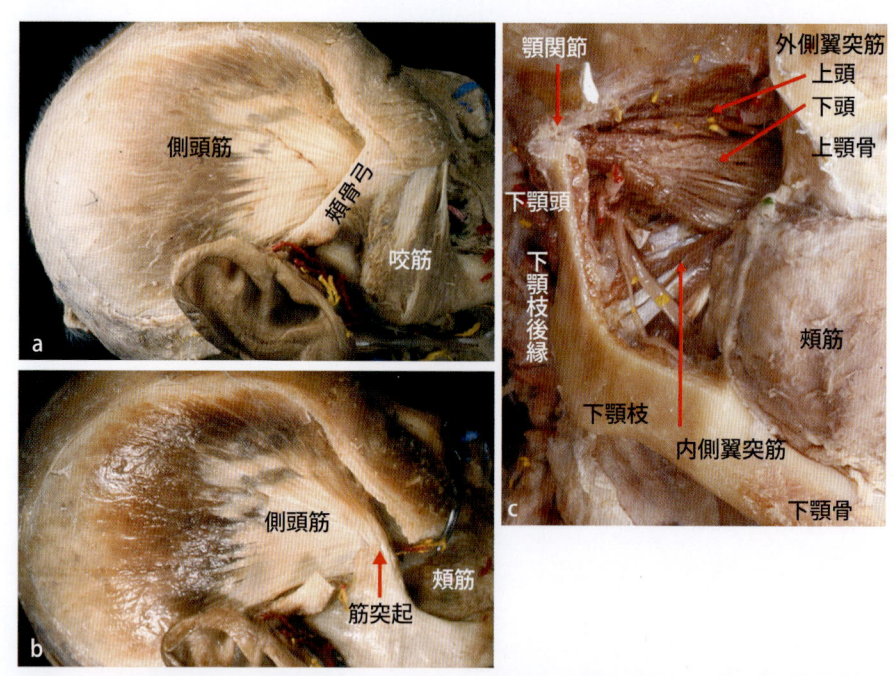

3 "黒岩恭子の口腔ケア&口腔リハビリ"を解剖する

図⓫　a：咬筋をみる。b：咬筋と頬骨弓が外され、側頭筋全貌をみている（参考文献8）の図を引用改変）。c：内側翼突筋と外側翼突筋をみる。下顎頭と後縁の部を残し、下顎枝の上半部が除去されている

骨を固定しておく必要がある。下顎骨の固定は咀嚼筋（図11）の働きで、外側翼突筋を除く咀嚼筋が下顎骨を挙上させ、下顎骨を咬合位に固定する。ついで舌骨上筋が収縮すると、舌骨は挙上されるが、この際、舌骨を下方に引く舌骨下筋（図12）が弛緩している必要がある。舌骨下筋が引き伸ばされて緊張状態にある頸の伸展位で誤嚥を生じやすいのは、舌骨下筋の緊張が舌骨の挙上を妨げるからである。

3）義歯の装着は嚥下を助ける

無歯顎者は下顎骨を咬合位に固定できないため、上下の歯茎で頬や舌を挟み込み、無理やり下顎骨を固定している（図13）。義歯の装着は、下顎骨の咬合位での固定を容易にし、嚥下を助ける。

4．舌骨の動きと嚥下

1）舌骨

ヒトの舌骨は下顎骨のすぐ下で遊離した状態に

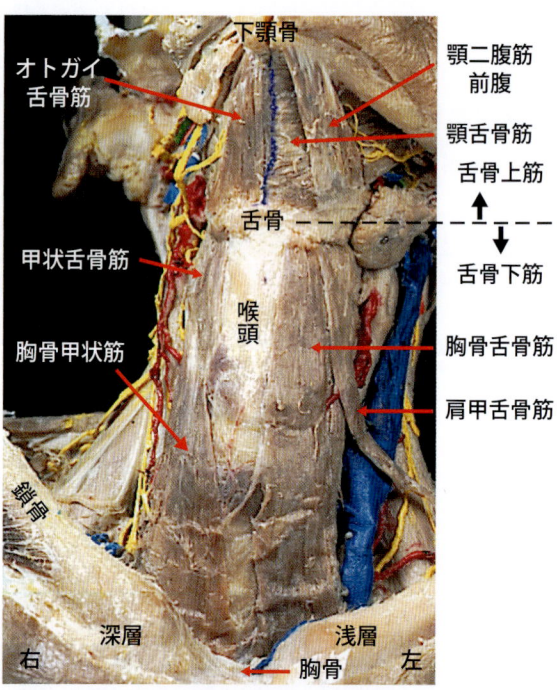

図⓬　前頸部正中で舌骨上筋と舌骨下筋をみる。左側前頸部は浅層で、舌骨上筋として顎二腹筋前腹と顎舌骨筋、舌骨下筋として胸骨舌骨筋と肩甲舌骨筋が剖出されている。右側前頸部では浅層の筋肉が除去され、舌骨上筋ではオトガイ舌骨筋、舌骨下筋では甲状舌骨筋と胸骨甲状筋が剖出されている

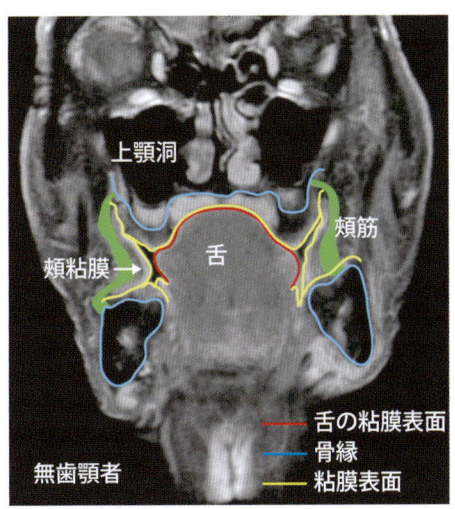

図⓭ 無歯顎者の口腔周辺でのMRI画像（参考文献8）の図を引用）

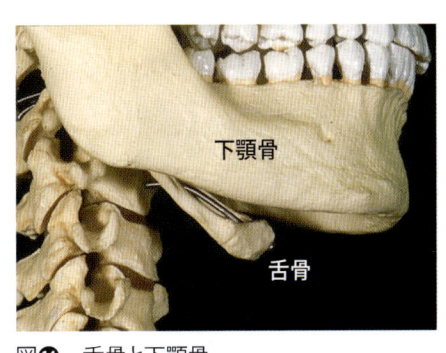

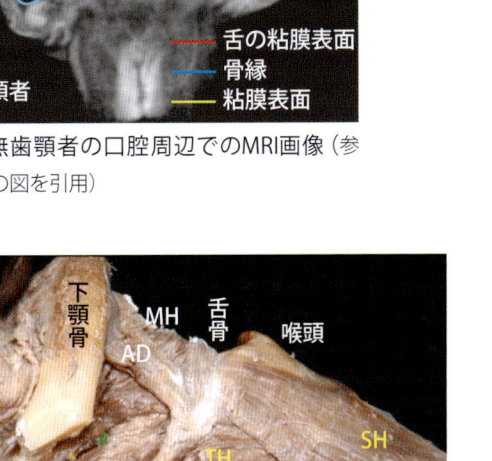

図⓮ 舌骨と下顎骨

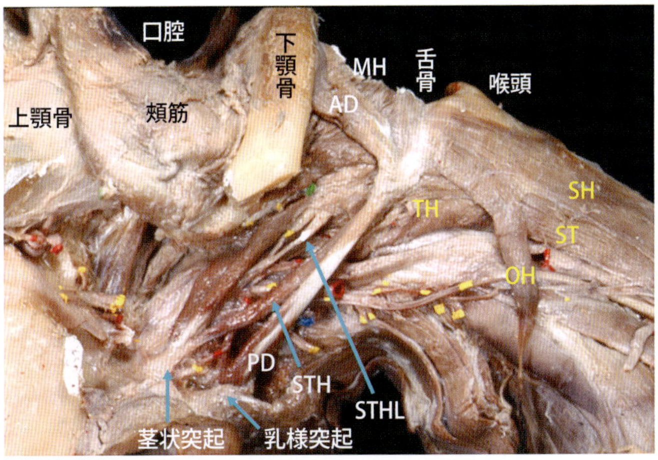

図⓯ 舌骨の動きにかかわる筋肉。下顎枝は除去されている。AD：顎二腹筋前腹、MH：顎舌骨筋、OH：肩甲舌骨筋、PD：顎二腹筋後腹、SH：胸骨舌骨筋、ST：胸骨甲状筋、STH：茎突舌骨筋、STHL：茎突舌骨靱帯、TH：甲状舌骨筋。黄色字は舌骨下筋

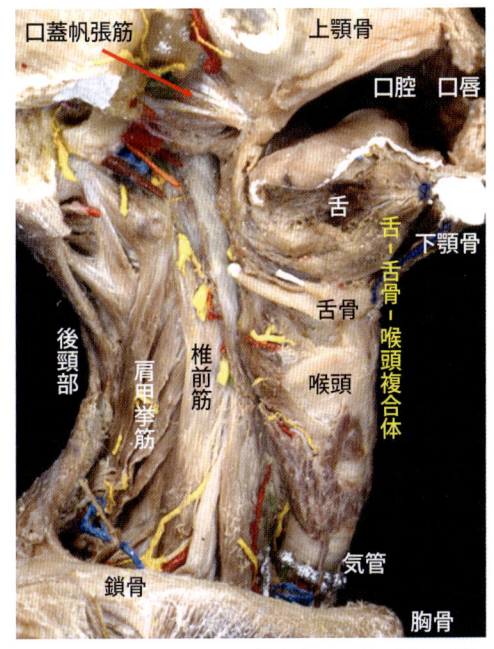

図⓰ 舌、舌骨、喉頭は一塊となり、舌・舌骨・喉頭複合体を形成する。頸椎の前外側にある構造を除去し、前頸部正中にある舌・舌骨・喉頭複合体を左前方からみている

あり（図14）、筋肉や靱帯により下顎骨や頭蓋底に吊り下げられている（図15）。吊り下げの中心になっている筋肉は舌骨上筋である。このため、ヒトの舌骨は運動の自由度が高く、舌骨上筋や舌骨下筋が舌骨を上下・前後に動かしている（図8、15）。

2）舌・舌骨・喉頭複合体の嚥下時の動き
　舌骨の上に舌が載り、喉頭は舌骨に吊り下げられ、これらは一塊となって、舌・舌骨・喉頭複合体を形成する（図16）。舌骨は舌・舌骨・喉頭複合体の運動の要であり、舌骨の高い自由運動度が複合体の複雑な動きを可能にする。嚥下時、舌骨を介して、舌骨上筋と舌骨下筋は舌・舌骨・喉頭複合体を動かしていると考えられる。単純化して記すが、嚥下の口腔期には、舌・舌骨・喉頭複合体は下方に引かれ、口腔に食塊を容れる空間ができ、

41

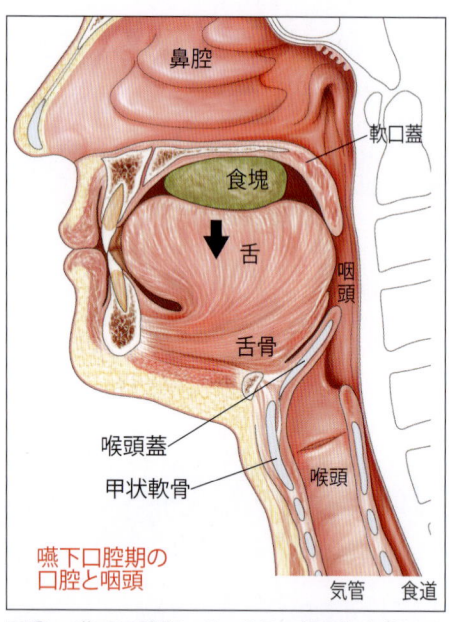

3 "黒岩恭子の口腔ケア＆口腔リハビリ"を解剖する

図❶ 嚥下口腔期。舌・舌骨・喉頭複合体は下方（矢印）に引かれている

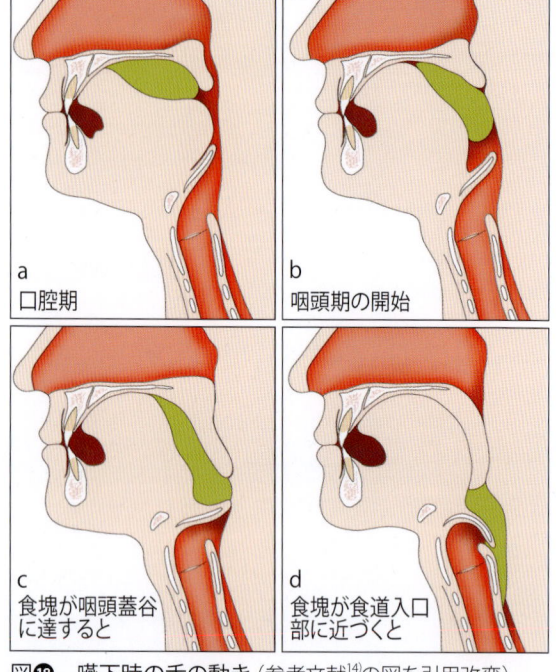

図❶ 嚥下時の舌の動き（参考文献14)の図を引用改変）

図❶ 口腔から口峡をみる

咽頭腔も開き、鼻腔から咽頭に空気が流れる（**図17**）。嚥下の咽頭期には、舌・舌骨・喉頭複合体は前上方に挙上され、口腔は閉ざされ、後方の咽頭に食塊を容れる空間ができる（図1）。従って、舌骨の動きを妨げることは、嚥下を阻害することになる。

3）喉頭の低下を防ぐには

高齢者では、喉頭が低下している場合（喉頭下垂）が多い[6]。舌骨上筋の筋力低下が原因の1つと考えられる。喉頭の低下に嚥下時の喉頭挙上が追随できなくなると、喉頭蓋の後方反転や食道入口部の開大がうまく行われなくなり、誤嚥の誘因となる[4]。舌骨上筋は咀嚼・嚥下に際して働いている。従って、喉頭下垂を防ぐには、よく咬むという食習慣が重要であり、咀嚼・嚥下が行われなくなる非経口栄養では、舌骨上筋が早期に弱ってしまうことは容易に推測できる。舌骨上筋のリハビリも重要な課題となる。

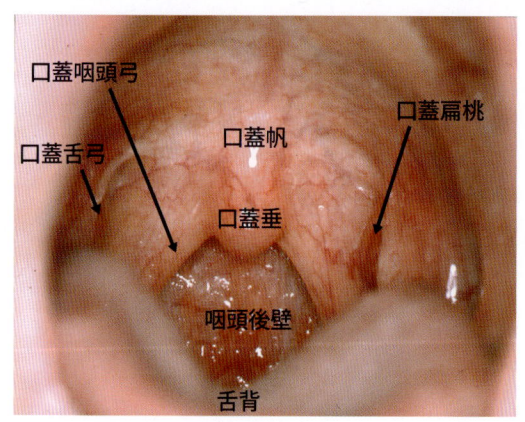

5. 嚥下時の舌の動きと筋肉

1）嚥下時の舌の動き[14]（図18）

嚥下の口腔期、舌は前部を硬口蓋に押しつけつつ、食塊を後方に押していく（**図18a**）。その際、舌背の正中部は陥凹し（**図19**）、食塊を通す溝が形成される。ついで、舌背全体が硬口蓋に押しつけられて、口腔は閉ざされるが、舌根はやや前方に引かれ、軟口蓋も挙上して、口峡から咽頭口部

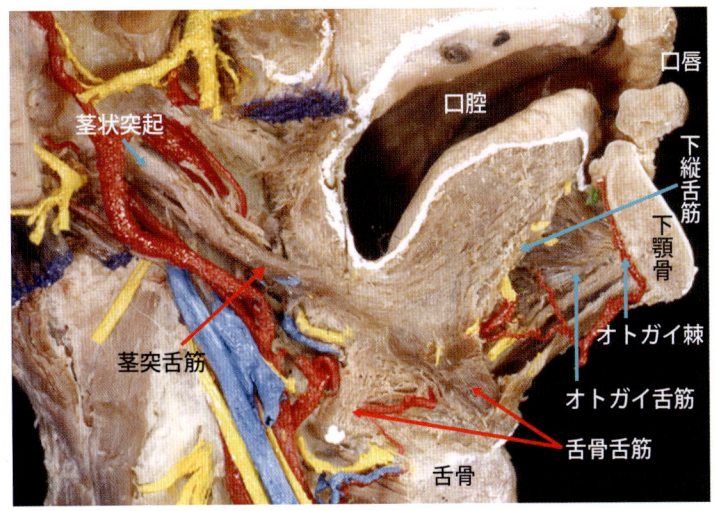

図⓴　下顎骨の右半部を外し、外舌筋を側面よりみる。この例では、舌骨舌筋の中央筋束の発育が悪く、舌骨舌筋が舌骨の小角から起こる部と大角から起こる部に分離している

にかけて食塊の入る空間がつくられる（図18b）。食塊が喉頭蓋谷に達すると、舌骨・喉頭が前上方に挙上され、喉頭蓋が後方に反転し、下方に向かう蠕動運動が咽頭後壁に生じる（図18c）。この後、舌根は後方に引かれ、軟口蓋も下制されて、咽頭口部は閉ざされ、食道入口部は弛緩して、食塊は食道に入り始める（図18d）。

2）外舌筋と舌の動き

　舌の筋肉は大きく外舌筋と内舌筋に分けられる。外舌筋は舌外で生じて舌内に入るもので、主に舌の位置を変える働きがあり、内舌筋は舌内で生じて舌内に終わるもので、主に舌の形を変える。図20は外舌筋を側面から見たものである。外舌筋にはオトガイ舌筋、舌骨舌筋、及び茎突舌筋があり、それぞれオトガイ棘（下顎骨正中の内面にある）、舌骨、及び茎状突起から生じる。正中にあるオトガイ舌筋は舌を前方に突出させ、また舌背の正中部を下方に引く。舌骨舌筋はオトガイ舌筋後部の外側にあり、舌を下後方に引く。最外側で舌側縁に沿う茎突舌筋は、舌の側縁を後上方に引き、また、突出した舌を後方に引く。舌背正中の陥凹（図19）は、オトガイ舌筋と茎突舌筋の協同作用による。舌は、咀嚼時のみならず、嚥下時も重要な働きを示す。従って、食べる機能の回復には舌のリハビリは不可欠である。

3）舌の動きと舌骨上筋

　舌は舌骨の上に載る（図21）。舌と舌骨は動きのうえで連動し、舌を突出させた際には舌骨は挙上し、舌を巻き上げる際には舌骨は下方に引かれる[12]。舌は、舌骨という可動性の土台の上で動いており、このことが舌運動の自由性を高めている。図22は舌の動きに関連する筋肉を、動きごとにまとめたものである[2]。舌の動きには、外舌筋以外に舌骨上筋もかかわることが示されている。従って、舌を動かすことは舌骨上筋のリハビリにも繋がると考えられる。

4）舌の機能と咀嚼・嚥下

　舌が硬口蓋を押す力（舌－口蓋接触圧）が適切であることも、食塊の咽頭への輸送や嚥下がうまく行われるうえで重要である[16]。高齢者では舌－

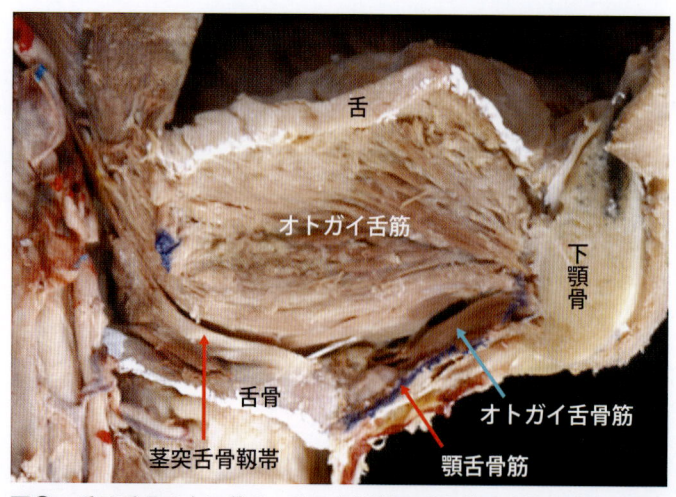

3　"黒岩恭子の口腔ケア＆口腔リハビリ"を解剖する

図㉑　舌は舌骨の上に載る。舌の右半部でオトガイ舌筋を残し、他の外舌筋は除去されている

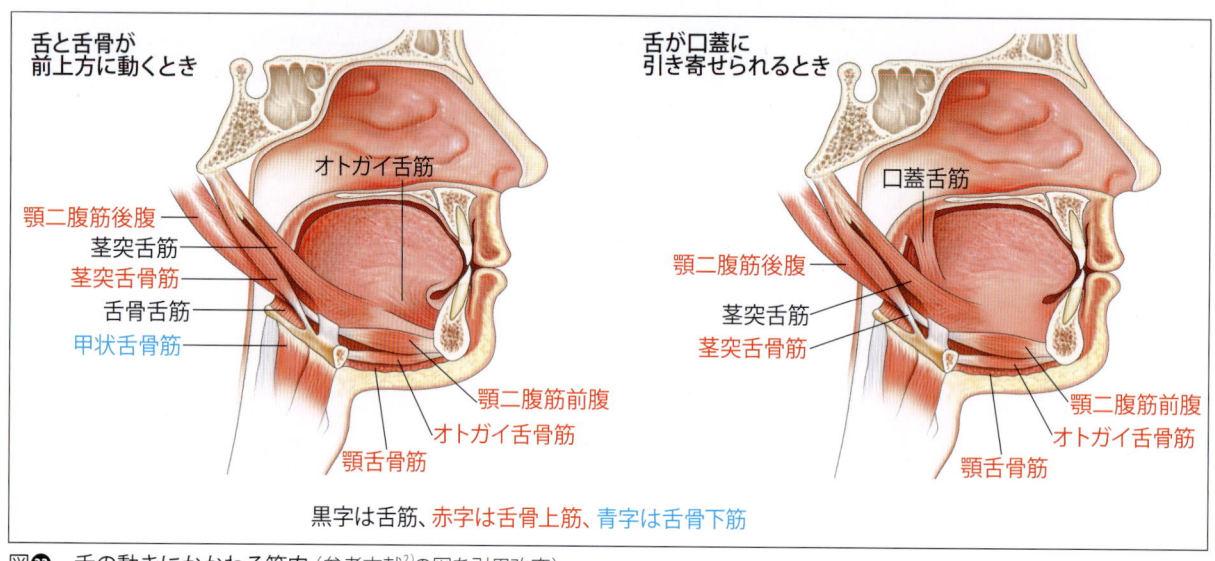

図㉒　舌の動きにかかわる筋肉（参考文献2)の図を引用改変）

黒字は舌筋、赤字は舌骨上筋、青字は舌骨下筋

口蓋接触圧が低下していることが多い[13]。舌骨・喉頭の低下に伴う舌の位置の低下や筋力の低下が相まったものと考えられるが、このような高齢者に咬み合わせの高い義歯を装着することは、舌－口蓋接触圧をますます低くすることになる[13]が、上顎義歯の口蓋床が口腔の天井を低くして舌－口蓋接触圧を高めるのに有効な場合もある。

舌は口腔内に入った異物を外に押し出したり、食塊を形成してこれを口腔の奥に運んだりするが、咀嚼時には、食べ物を硬口蓋に押しつけてすりつぶしたり、前歯で裁断された食べ物を臼歯の咬合面に運び、また、舌側に落ちた食べ物を臼歯の咬合面に戻す。唇側・頬側に落ちた食べ物を臼歯の咬合面に戻したり、食べ物が口腔からこぼれ出るのを防いだりするのは口唇や頬の筋肉である。舌や口唇・頬の筋肉は咀嚼と嚥下に重要な役割を果たしており、その機能の回復は口腔の機能の回復を考えるうえで重要である。

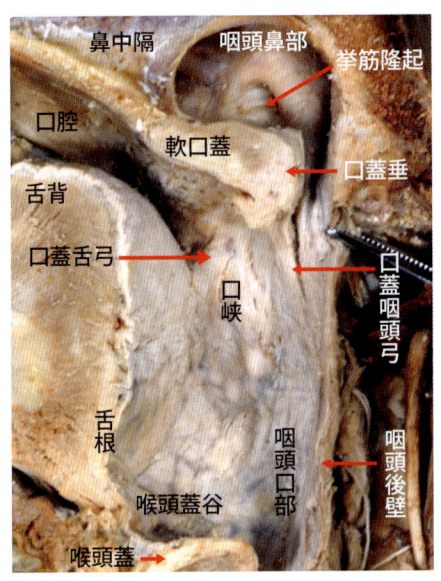

図㉓ 顔面を正中断して、咽頭鼻部・口峡の側壁をみる

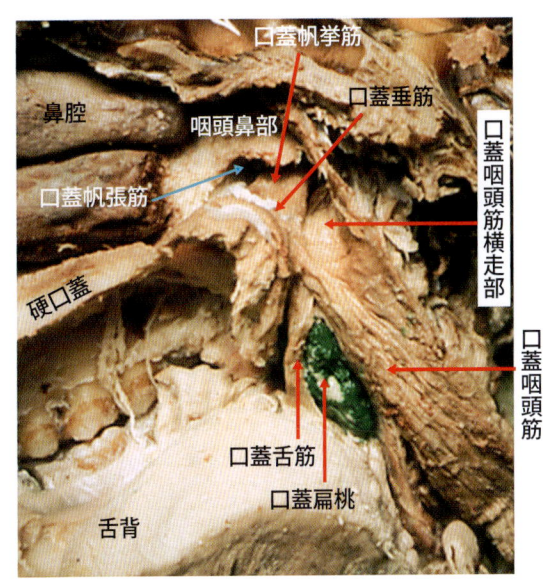

図㉔ 咽頭鼻部・口峡の側壁粘膜下の筋

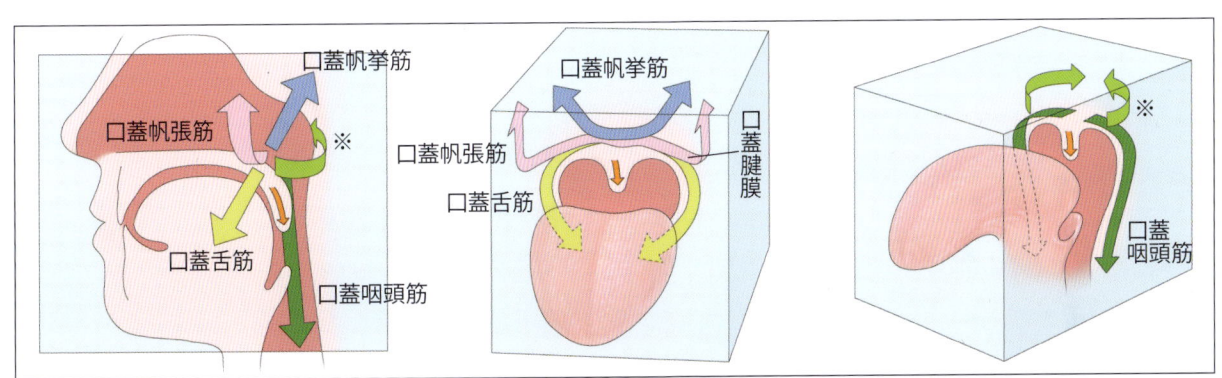

図㉕ 口蓋筋の走行（参考文献3)の図を引用改変）。※はパッサーバン隆起を形成する筋で、上咽頭収縮筋か口蓋咽頭筋横走部7)がその構成にかかわる15)。オレンジ色は口蓋垂筋を示す

6．鼻咽腔の閉鎖と筋肉

図23は咽頭鼻部・口峡の側壁をみたもので、鼻咽腔は閉鎖に近い状態を呈している。鼻咽腔の閉鎖時は、軟口蓋が単に挙上されるだけでなく、口蓋垂の咽頭後壁に向かう面が後上方に引かれて、咽頭後壁と面状に接するようになる9)とともに、軟口蓋先端に面する咽頭後壁が前方に膨出してパッサーバン隆起が形成され、軟口蓋先端に押しつけられて、鼻咽腔の閉鎖がより緊密になる15)。これらは軟口蓋の筋肉（口蓋筋）の働きによる。

1）口蓋筋の概要

口蓋筋として口蓋帆張筋、口蓋帆挙筋、口蓋咽頭筋、口蓋舌筋、及び口蓋垂筋がある。図24は咽頭鼻部・口峡の側壁粘膜下の口蓋筋を示し、図25は口蓋筋の走行をまとめたものである3)。軟口蓋より上方（鼻腔側）の咽頭鼻部の粘膜下には口蓋帆挙筋が存在する。口蓋帆挙筋は軟口蓋を挙上する。口蓋帆張筋は口蓋帆挙筋の前外側にあり、口蓋帆挙筋（図23の挙筋隆起は口蓋帆挙筋による高まり）の前方粘膜下の奥に少し顔を見せている。

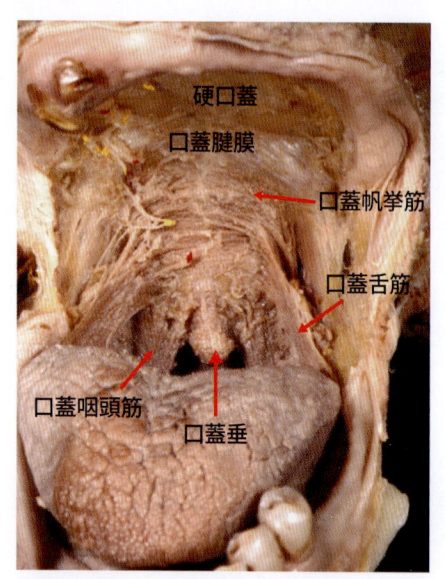

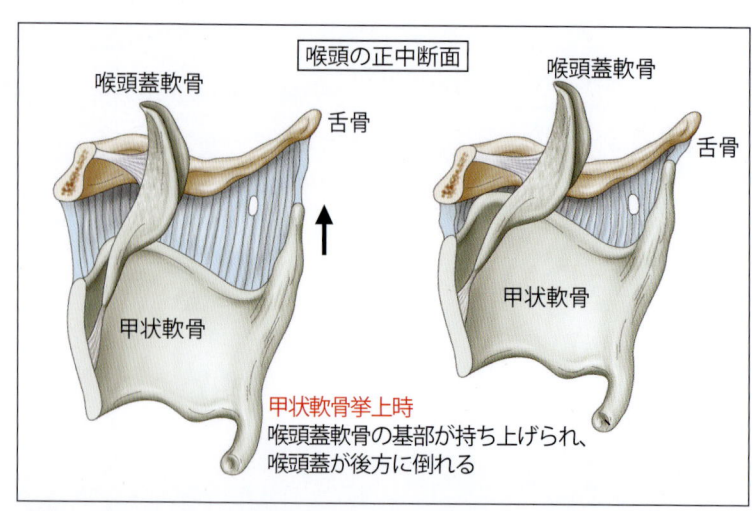

3 "黒岩恭子の口腔ケア＆口腔リハビリ"を解剖する

図㉖ 口腔より軟口蓋の筋肉をみる

図㉗ 喉頭蓋の後方への反転の仕組み。右側の図では、甲状軟骨が挙上され、舌骨に近づけられている

口蓋帆張筋は内側に向きを変えて軟口蓋に入り、口蓋腱膜として口蓋帆挙筋の前方に位置するようになる。軟口蓋より下方（口腔側）の口峡の粘膜下には口蓋舌筋と口蓋咽頭筋が存在する。これらは軟口蓋を下制する。口蓋舌弓と口蓋咽頭弓（図19）は、それぞれ口蓋舌筋と口蓋咽頭筋による粘膜の高まりである。口蓋垂筋は口蓋垂の内部にあり、口蓋帆挙筋の鼻腔面上を経て口蓋垂の先端に達する（図24）。

2）口腔から見た軟口蓋の筋（図26）

口蓋筋のうち、口蓋帆張筋（口蓋腱膜）と口蓋舌筋が口腔に最も近接する。大型で典型的な筋紡錘が密に分布するのは、口蓋筋ではこの2筋のみである[10]。この2筋は反射性に運動し[17]、口蓋帆張筋は、食塊が口峡に達した際に反射的に収縮し、口蓋腱膜を低くして舌ー口蓋接触圧を維持し、口蓋舌筋は、舌背や舌側縁を軟口蓋に近づけることで、食塊の流れの遮断や食塊の咽頭への押し込みに一役を担っている[16]。この2筋には口腔からのアプローチが容易であり、また、嚥下のトリガーゾーンが口蓋舌弓から口蓋腱膜にわたる粘膜上にある[16]ことから、これらの部は、嚥下機能に対する感覚刺激やストレッチの効果が大いに期待できる部と考えられる。

7. 咽頭での動きと嚥下

嚥下時の咽頭での動きに、喉頭蓋の後方反転、咽頭の挙上（短縮）、咽頭の蠕動運動、食道入口部の開大がある。それぞれ舌骨下筋、咽頭挙筋、咽頭収縮筋、下咽頭収縮筋の輪状咽頭部（輪状咽頭筋）が関与する。

1）喉頭蓋の後方反転

喉頭蓋に直接働いてこれを後方に引く筋肉はない。しかし、喉頭蓋を構成する軟骨の基部が甲状軟骨（喉頭を構成する軟骨の1つ）の正中部内面に固着し、舌骨とはゆるく繋げられていること（図27左）からすると、甲状軟骨が舌骨に向かって上方に動かされる（挙上される）と、喉頭蓋の基部が持ち上げられて、喉頭蓋は後方に傾く[18]（図27右）。甲状軟骨（喉頭）には、舌骨下筋に属する甲状舌骨筋と胸骨甲状筋の2つの筋肉がつく（図12）。これらは甲状軟骨を上下に動かしており、舌

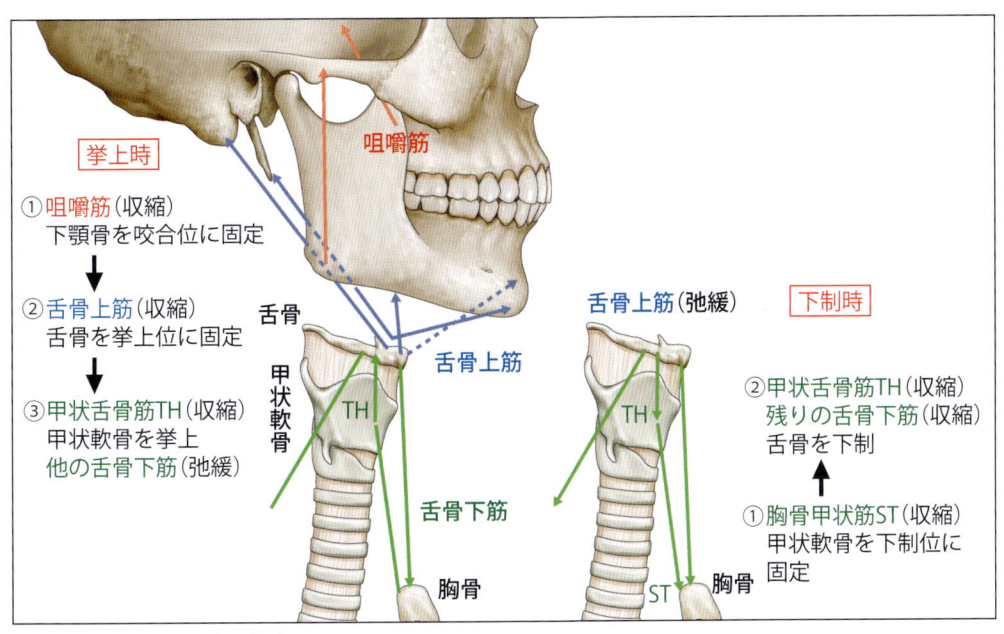

図❷⓼　甲状軟骨の動きと筋肉

骨が舌骨上筋の働きで挙上位に固定されていると、甲状舌骨筋の収縮は甲状軟骨を挙上し（図28左）、喉頭蓋を後方に反転させる。このとき、咀嚼筋の働きで下顎骨は咬合位に固定され、胸骨甲状筋を含む他の舌骨下筋は弛緩している。一方、胸骨甲状筋が収縮すると（図28右）、甲状軟骨は下方に引かれる（下制される）。この状態で、他の舌骨下筋、すなわち胸骨舌骨筋や肩甲舌骨筋も収縮すると舌骨は下制されるが、甲状軟骨が下制位に固定されていることから、甲状舌骨筋も舌骨の下制に働く。悪性腫瘍や頸部郭清術などで舌骨上筋を切除された患者でも、喉頭の挙上機能が残ることがあるのは甲状舌骨筋の働きによる。この筋肉は、頸部で分枝する舌下神経の枝で支配されており、この枝を残すことは、術後の嚥下機能を考えるうえで重要と思われる。

喉頭蓋谷を挟み、喉頭蓋の前方に舌根がある（図29）。嚥下時、舌根が後方に移動して喉頭蓋に押しつけられ[15]、喉頭蓋を後方に倒している可能性もある。嚥下後の喉頭蓋谷での食塊残留が、食塊を押す舌の力が弱い場合に生じやすいという報告[1]や、

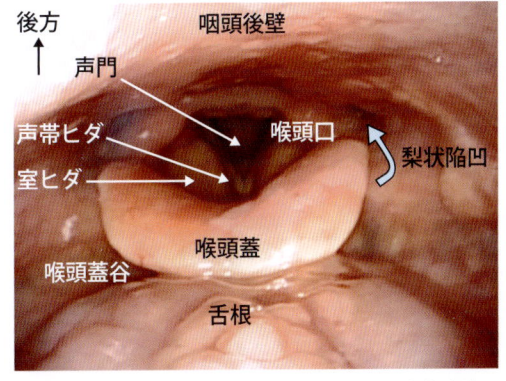

図❷⓽　口腔の奥下を覗く（写真は八王子赤十字病院の道脇幸博先生のご厚意による）

喉頭蓋がなくても嚥下に支障を来さないといった臨床所見は、喉頭蓋の後方反転に舌根がかかわり、喉頭蓋が欠損する場合には、代わって喉頭口を閉ざしている可能性を示唆する。舌根を後方に引く筋肉としては、舌骨舌筋（図20）が候補に挙げられる。

なお、食塊の気道への吸引を防御するシステムは喉頭口の閉鎖だけではない。嚥下時、反射的に呼吸は止まり（嚥下性無呼吸）、声門も閉ざされる[18]。このように、気道は3段階のシステムで防御されており、息こらえや声門閉鎖が十分にでき

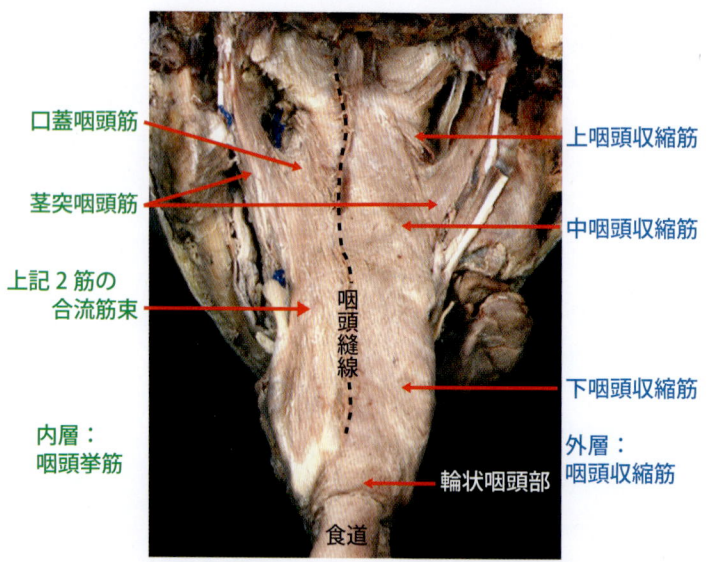

3 "黒岩恭子の口腔ケア＆口腔リハビリ"を解剖する

図⓾ 咽頭収縮筋と咽頭挙筋。咽頭後壁を外面からみている。左側では、外層の咽頭収縮筋が除去され、内層の咽頭挙筋が剖出されている（参考文献[8]の図を引用改変）

ない状況も誤嚥の危険性を高める。

2）咽頭の挙上（短縮）

咽頭筋は咽頭挙筋と咽頭収縮筋に大きく区分される（図30）。咽頭挙筋は咽頭壁内面の粘膜下に分布するもので、口蓋咽頭筋と茎突咽頭筋が含まれる。口蓋咽頭筋は、軟口蓋が挙上位に固定された状態では咽頭の挙上に働くと考えられる。茎突咽頭筋は頭蓋底外面の茎状突起から生じて内下方に走り、上咽頭収縮筋と中咽頭収縮筋の間から咽頭内面の粘膜下に入る（図30）。茎突咽頭筋は、次いで口蓋咽頭筋と合流し、合流筋束は梨状陥凹粘膜下や甲状軟骨に停止する（図31）。これらの2筋は協力して咽頭を挙上し、咽頭を短縮させる。咽頭残留とは、食塊が嚥下後も喉頭蓋谷や梨状陥凹に残された状態をいう。この状態で吸気が生じると食塊は喉頭に吸引され、誤嚥が生じる。梨状陥凹での食塊残留は咽頭挙上能が減退した場合に生じやすいことが報告されており[1]、梨状陥凹の粘膜下に停止する咽頭挙筋が、この部での食塊の

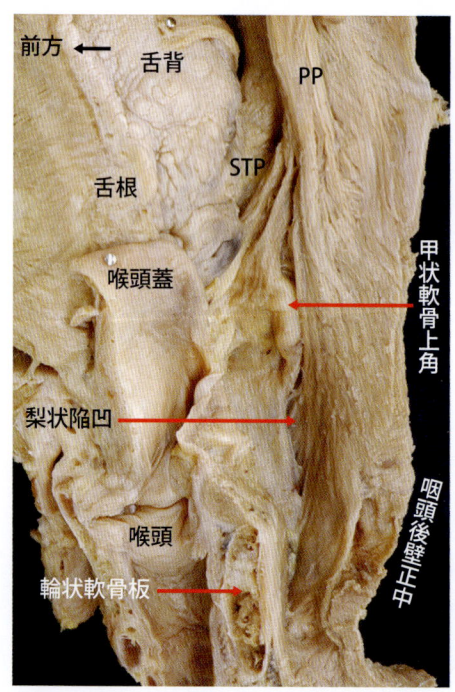

図㉛ 梨状陥凹の周辺で咽頭挙筋の停止部をみる（参考文献[7]の図を引用）。正中断面。PP：口蓋咽頭筋、STP：茎突咽頭筋

48

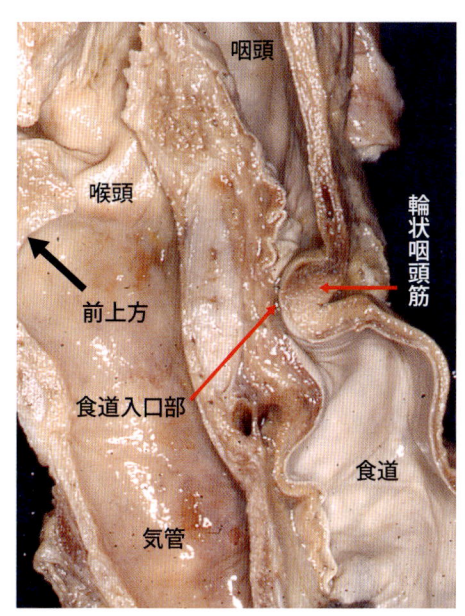

図㉜ 食道入口部の矢状断面。輪状咽頭筋が収縮して、食道入口部が閉ざされている

輸送に一役を担っていることが考えられる。

3）咽頭の蠕動運動

　咽頭収縮筋は上、中、下の3つに区分される（図30）。いずれも咽頭後壁正中の咽頭縫線で左右が合するが、起始部はさまざまで、上咽頭収縮筋は翼状突起先端の翼突鉤、翼突下顎縫線（翼突鉤と下顎骨の頬筋稜を繋ぐ靭帯）、下顎骨の顎舌骨筋線後端、及び横舌筋から、中咽頭収縮筋は舌骨の小角と大角から、下咽頭収縮筋は甲状軟骨と輪状軟骨から生じる。これらのうち下咽頭収縮筋の輪状咽頭部を除く部は、嚥下時に頭側から順に収縮して蠕動運動を行い、食塊を食道に送る役割を果たす。断面が輪状で、輪状に収縮する一般消化管の内輪走筋とは異なり、咽頭収縮筋の断面は半円形で、やや硬めの前壁（軟口蓋や舌、喉頭など）に向かって咽頭後壁を下前方に移動させ、押しつける形で食塊を下方に送ると思われる。

4）食道入口部の開大

　下咽頭収縮筋の輪状軟骨から生じる部（輪状咽頭部：輪状咽頭筋）が食道の上括約筋を構成する（図30）。輪状咽頭筋は、普段は収縮して食道入口部を閉ざしている（図32）。輪状咽頭筋は嚥下時に弛緩するが、食塊を通すには、更に前壁の喉頭を上前方に動かし、そのスペースをつくることが必要となる[18]。喉頭を上前方に動かすのは舌骨上筋の役割で、このためには、下顎骨が咬合位に固定されていることが必要である。

【参考文献】
1）Dejaeger E, Pelemans W, Ponette E, Joosten E: Mechanisms involved in postdeglutition retention in the elderly. Dysphagia, 12: 63-67, 1997.
2）Donner MW, Bosma JF, Robertson DL: Anatomy and physiology of the pharynx. Gastrointest Radiol, 10: 196-212, 1985.
3）Fritzell B: The velopharyngeal muscles in speech. Acta Otolaryngol, Suppl 250: 5-81, 1969.
4）古川浩三：老人の嚥下．耳鼻咽喉科・頭頸部外科MOOK 12，金原出版，東京，1989，145-150．
5）上條雍彦：口腔解剖学2　筋学．アナトーム社，東京，1966，226．
6）金子芳洋，千野直一監修：摂食・嚥下リハビリテーション．医歯薬出版，東京，1998．
7）Kaori S, Yamashita K, Kitamura S: Gross anatomical study of the human palatopharyngeus muscle throughout its entire course from origin to insertion. Clinical Anatomy, 25: 314-323, 2012.
8）北村清一郎（編著）：臨床家のための口腔顎顔面解剖アトラス．医歯薬出版，東京，2009．
9）Kuehn DP, Folkins JW, Linville RN: An electromyographic study of the musculus uvulae. Cleft Palate J, 25: 348-355, 1988.
10）Kuehn DP, Templeton PJ, Maynard JA: Muscle spindles in the velopharyngeal musculature of humans. J Speech Hearing Res, 33: 488-493, 1990.
11）黒岩恭子：顔面・舌の体操とストレッチ．歯界展望別冊/食べる機能を回復する口腔ケア．医歯薬出版，東京，2003，184～185．
12）松本秀樹：X線テレビ映画法による嚥下時、最大開口時および舌運動時における舌骨ならびに喉頭蓋基底の位置変化について．歯科学報，76：1713-1770，1976．
13）Nagao K, Kitaoka N, Komoda J, Ichikawa T: Influence of vertical dimension on tongue pressure. Prosthodont Res Pract, 1: 16-23, 2002.
14）Norton NS: Netter's head and neck anatomy for Dentistry. ［前田健康監訳：ネッター頭頸部・口腔顎顔面の臨床解剖学アトラス（原著第1版）．医歯薬出版，東京，2012，440．］
15）Standring S: Gray's Anatomy. 40th Ed. Elsevier Churchill Livingstone, Edinburgh, 2008, 568-575.
16）舘村卓：臨床の口腔生理学に基づく摂食・嚥下障害のキュアとケア．医歯薬出版，東京，2009．
17）舘村卓：口蓋帆・咽頭閉鎖不全　その病理・診断・治療．医歯薬出版，東京，2012．
18）山田好秋：よくわかる摂食・嚥下のメカニズム．医歯薬出版，東京，2004．

3 "黒岩恭子の口腔ケア＆口腔リハビリ"を解剖する

2 生理学の視点からみる

井上 誠（新潟大学大学院医歯学総合研究科 摂食・嚥下リハビリテーション学分野）

　口腔ケアの主たる目的が、口腔内の衛生状態の改善にあることはいうまでもない。しかし、それだけが目的であれば、寝たきりで食事をされていないとか、口腔乾燥がみられない高齢者の口腔ケアは、さほど必要ないと思われてしまうかもしれない。要介護高齢者における口腔ケアは、口腔内の衛生状態の維持・改善という目的だけではなく、ケア時に使用する冷水は温度刺激効果があるため覚醒を促し、嚥下の意識化を強める効果がある。更には、食べたり話したりする機会が減ってしまった口腔顔面筋をマッサージする効果などもある。その結果、唾液分泌の促進、鋭敏な口腔感覚の保持などが期待できるのである。

　以上のことは、経口摂取がかなわない人、すなわち日常で「食べる」ことや「話す」機会が減ってしまった要介護高齢者にこそ、必要な口腔ケアがあることを強く意味している。本項では、口腔ケアの意義を上記の各視点から述べてみたい。

1．衛生状態の改善と唾液分泌を促す効果

　口腔ケアを実施することで、機械的に口腔内の衛生状態を改善し、唾液や痰などに含まれる口腔内の常在菌や外来物の誤嚥が防止されるために、誤嚥性肺炎の予防に効果があるらしい、あるいは認知機能の維持・改善にも関係するなどの報告が、いくつかの調査研究により示されている（表1、図1）。

　しかし、これらの結果を安易に受け取って、「口腔ケアで誤嚥性肺炎がなくなる」とか「口腔ケアで認知症が改善する」などという短絡的な結論を導いてはいけない。口腔ケアによって直接的に与えられる効果は、あくまでも口腔内を清潔にすることと、口腔内を機械的に刺激することで得られる唾液分泌である。

　唾液分泌の促進は、衛生状態の改善には重要な要素である。唾液は、表2に示すように、ことに摂食時の機能には欠かせない多くの機能をもつ。唾液腺組織は、加齢とともに脂肪細胞の増加や線維化により機能する細胞が減少するものの、特別な病気がなく、しっかり噛んで食べるという習慣が保たれている限りは、唾液が出にくくなって口腔内が乾燥することは少ないと考えられる（図2）。逆に、食べる機会が失われている人にとって、これらの唾液分泌が障害されることは、その機能である口腔内の洗浄作用や抗菌作用が失われることを意味する。

　高齢者に多い肺炎の原因として、夜間の唾液誤嚥に注目している報告がある。肺炎を発症した高齢者と健常者を対象として、放射性同位元素を含んだガーゼを口腔内に固定したまま夜間寝てもらい、次の日に特殊なカメラで肺を観察して放射性同位元素が肺に落ち込んでいるかどうかを調べたところ、肺炎発症者の70％に夜間の唾液誤嚥が観察されたのに対して、実は健常者でも10％に誤嚥がみられたという（図3）。つまり、健常者であっても寝ているときの誤嚥は避けられないということになる。唾液の分泌は夜間に減少し、逆に口腔内の細菌繁殖は盛んになる（図4）。寝ているときには全身の機能とともに、嚥下反射にいたる感覚・運動機能も低下することから、誤嚥物があっ

表❶ 高齢者施設での口腔ケアの介入（Oral care）が発熱（Fever）、肺炎（Pneumonia）、肺炎による死亡（Dying）に与えた影響。いずれも（ ）内はグループ内の人数をパーセンテージで示す（Yoneyama, et al.: J Am Geriatr Soc, 2002 より引用改変）

Group	Number of Patients	Age, Years, mean±SD	F/M	ADLs at Baseline, mean±SD	MMSE at Baseline, mean±SD	Number of Patients with Fever (%)	Number of Patients with Pneumonia (%)	Number of Patients Dying (%)
Oral care	184	82.0±7.8	148/36	16.3±6.5	13.6±6.9	27** (15)	21* (11)	14** (7)
No oral care	182	82.1±7.5	145/37	16.2±6.7	13.9±6.9	54 (29)	34 (19)	30 (16)

*$P<.05$ and **$P<.01$ show significant differences between groups with oral care and no oral care.
SD＝standard deviation；F/M＝female/male；ADLs＝activities of daily living；MMSE＝Mini-Mental State Examination.

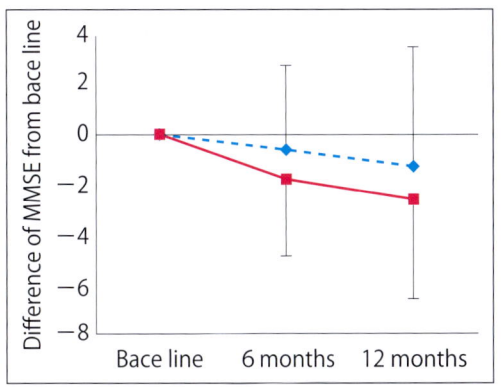

図❶ 口腔ケアの介入により、認知機能（Mini-Mental State Examination, MMSE による評価）の低下が抑えられたという報告。口腔ケア群の点数変化を破線、介入なし群を実線で示す（Kikutani, et al.: Geriatr Gerontol Int. 2010 より引用改変）

表❷ 唾液の主な機能

1. 消化機能
2. 食塊形成機能
3. 溶解機能
4. 緩衝機能
5. 抗菌機能
6. 粘膜保護機能
7. 水分代謝の補助機能
8. 洗浄作用
9. 顎舌運動時の円滑作用
10. 嚥下反射誘発作用

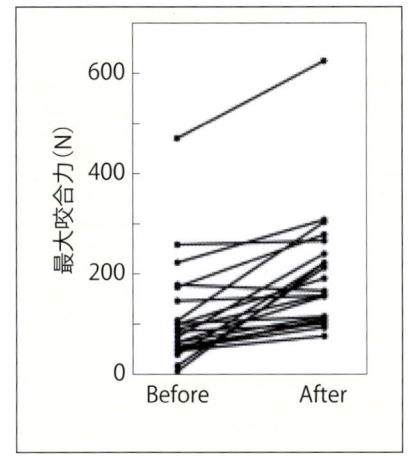

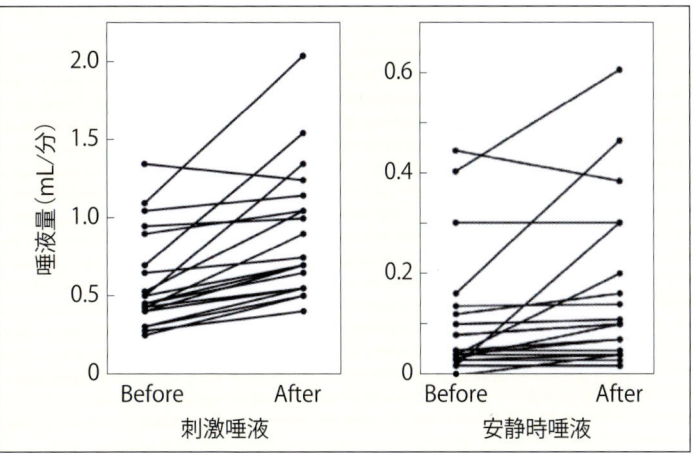

図❷ 義歯作製による咬合力と唾液分泌量の変化。義歯作製前（Before）に比べて作製・装着後（After）では、最大咬合力（左）のみならず、刺激唾液（中）、安静時唾液（右）のいずれもが増加している（Matsuda, et al.: Oral Surgery, Oral Medicine, Oral Pathology, Oral Radiology, and Endodontology. 2009 より引用改変）

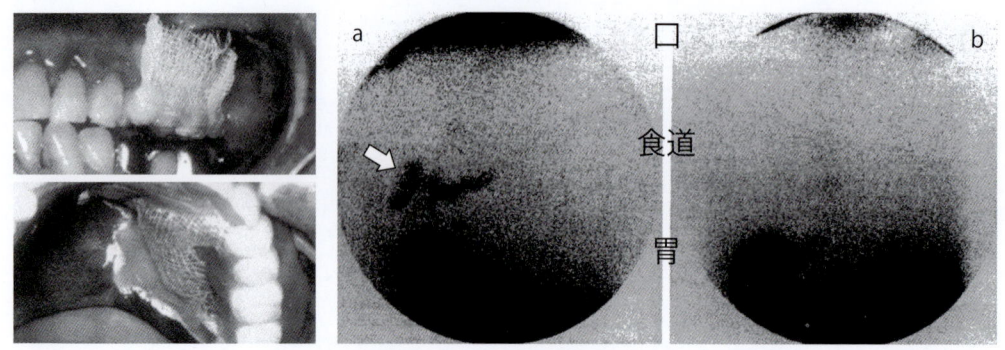

3 "黒岩恭子の口腔ケア&口腔リハビリ"を解剖する

図❸ 夜間の唾液誤嚥の観察。肺炎既往者（a）と健常者（b）での比較。インジウムを含んだガーゼを置いて歯科用接着材ユニファーストにて固定（左）し、夜間の記録をしたところ、前者で誤嚥を確認（右図aの矢印）した（Kikuchi, et al.: Am J Respir Crit Care Med, 1994より引用改変）

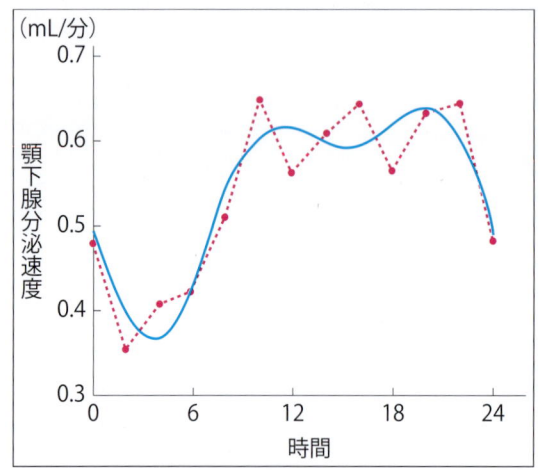

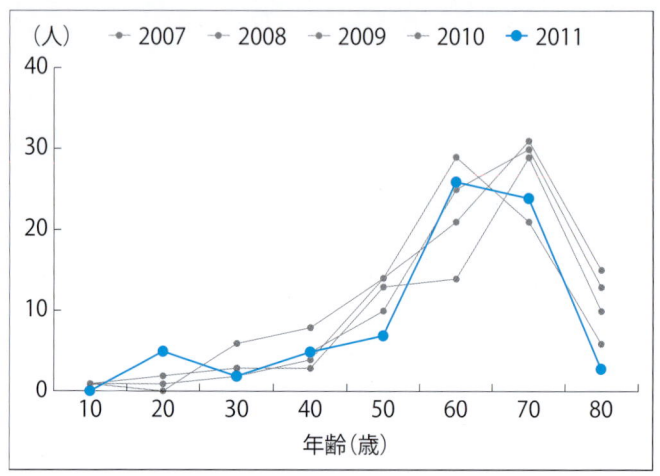

図❹ 顎下腺安静時唾液の概日リズム。破線は実測値を示し、実線はそのサイン曲線を示す（基礎歯科生理学第5版．医歯薬出版，東京，2008より引用改変）

図❺ 新潟大学医歯学総合病院における"くちのかわき"（口腔乾燥症）外来患者の年齢分布。データは2007～2011年のもので、患者の平均年齢は63歳

ても反応しない（不顕性誤嚥）ことも考えられる。寝ているときの口腔内の環境の善し悪しによって肺炎の発症が影響されることに注意しなければいけない。

日常生活を自立していても、口腔乾燥を訴える人はいる。そして、その多くは圧倒的に高齢者である（図5）。その原因のなかには、高齢者の服用している薬の副作用がある（表3）。なかでも抗コリン作用としての口腔乾燥が注目されている。抗コリン作用を示す薬は多岐にわたっており、抗うつ薬、パーキンソン病薬、鎮痛剤として用いられるオピオイドなどが含まれる。抗コリン作用は副交感神経活動が神経伝達物質であるアセチルコリンを介することと関係があり、身体のなかで最も敏感な口腔機能に対しての口腔乾燥が副作用の一つに挙げられる。さらさらとした唾液は副交感神経の刺激によって三大唾液腺並びに小唾液腺から分泌されるからである。更に、抗コリン作用は嚥下機能に必要な食道の働きを弱めたり、咳反射を抑制するなどの副作用をもつ（図6、7）。

表❸ 口腔乾燥の副作用をもつ薬剤（例）

抗うつ薬	クロミプラミン、イミプラミン、フルボキサミン
抗不安薬	ジアゼパム、アルプラゾラム、ヒドロキシジン
向精神病薬	ハロペリドール、リチウム
抗パーキンソン薬	ビペリデン、トリヘキシフェジル、レボドパ
降圧剤	カプトプリル、クロニジン、カルベジロール
抗ヒスタミン薬	ジフェンヒドラミン、アステミゾール、クロルフェニラミン
利尿薬	クロロチアジド、クロルタリドン
抗コリン薬	アトロピン、スコポラミン
抗痙攣薬	カルバマゼピン
鎮痛薬	イブプロフェン、フェノプロフェン、ナプロキセン
気管支拡張薬	アルプテロール、イソプロテレノール、イプラトロビウム

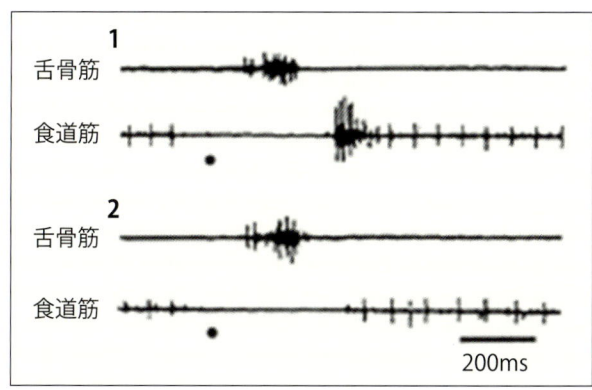

図❻ 抗コリン剤の投与による食道筋活動の抑制。実験には、麻酔下のヒツジを使用。末梢の神経電気刺激（●）によって得られた嚥下反射に伴う舌骨筋や食道筋の活動（1）は、アトロピン（抗ムスカリン薬）の投与により、食道筋の活動のみを抑制した（2）(Car, et al.: Exp Brain Res, 2002より引用改変)

以上のように、高齢者の問題である口腔乾燥や嚥下障害の原因の一つには、高齢者の疾患、または服用薬剤による副作用を考えるべきである。このほか、自律神経疾患や口呼吸によっても口腔乾燥が問題となる。しかしながら、これらの副作用が明らかになったからといって、すぐに薬を止める・変更することを決定することはできない。もともとは原疾患があって飲まれている薬だからである。少なくとも薬の作用が、食べる機能のいずれかに悪い影響を及ぼす可能性があることについて知っておく必要がある。

唾液はまた、味覚を感じるために必須である。

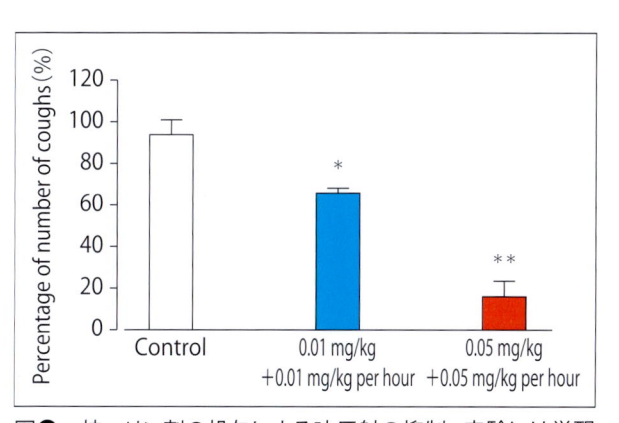

図❼ 抗コリン剤の投与による咳反射の抑制。実験には覚醒動物を使用。電気的に引き起こした咳の出る確率（コントロール）は、アトロピン（抗ムスカリン薬）の投与により、投与量依存性に咳反射を抑えた (Tsubouchi, et al.: J Pharmacol Sci, 2008より引用改変)

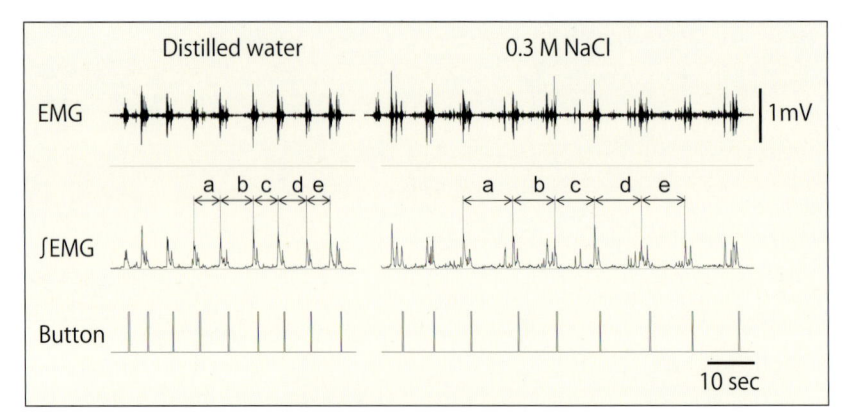

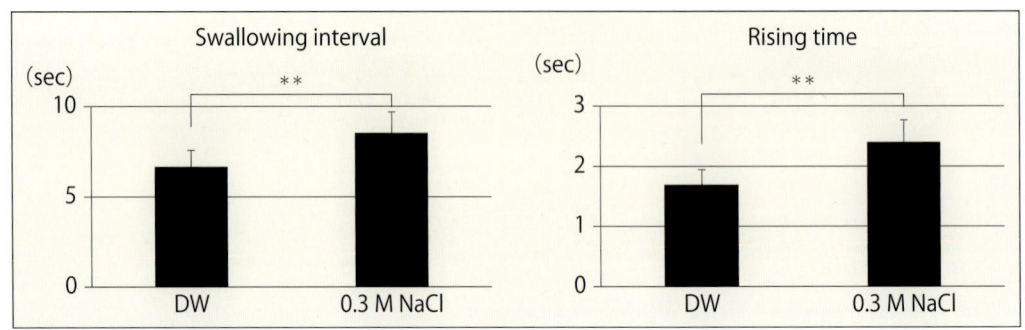

3 "黒岩恭子の口腔ケア&口腔リハビリ"を解剖する

図❽ 咽頭に投与したごく微量の水（0.2 mL/分）が随意性嚥下に与える影響。咽頭内に水（Distilled water）と食塩水（0.3 M NaCl）を投与したときの嚥下回数、各嚥下間隔（Swallowing interval）、それぞれの嚥下反射誘発までにかかる筋活動の立上り時間（Rising time）について筋電図を用いて計測した。いずれもごく微量の水投与により、嚥下反射誘発が促進されていることを示している（新潟大学中村由紀先生のご厚意による）

　味は口腔内に取り込んだ食べ物に対して味を感じる細胞（味細胞）により化学刺激として受け取られる。数十個の味細胞が、味蕾という文字通り花のつぼみのような形状をして集まっており、その数は舌に最も多く、軟口蓋や咽頭にも存在する。味覚が脳に伝わっていく複雑な神経回路や細胞の数は別として、味細胞に老化はあてはまらない。なぜなら、味細胞は匂いを感じる嗅細胞と同様に、1ヵ月以内で次々に新しく作りかえられており、味を感じる細胞が年齢に伴う加齢変化を起こしようがないからである。味蕾が特に集中しているのは大臼歯の横の舌縁部や奥舌部であり、ここは咀嚼によって最も刺激を受ける場所である。これに対して、軟口蓋や咽頭・喉頭に存在する味蕾については、嚥下時にいわゆる喉ごしの味として感じるために必要であるといわれる。

　これらすべての味を感じる細胞を刺激する物質は、水溶液として水や唾液に溶けた形で与えられなければいけないことから、唾液の不足は味を感じなくなるという症状も引き起こし得る。年齢が増すと味覚の検知閾値が高くなる（味を感じにくくなる）という報告があり、塩味で2.8倍、甘味で2～3倍、苦味で2倍、酸味で1.3倍などという数字が報告されているが、これも味細胞の数の加齢的減少というよりは、唾液分泌との関連性が疑われている。

　一方、唾液の主成分がほぼ水であることに注目したい。ヒトの咽頭には水分子に特異的に反応し

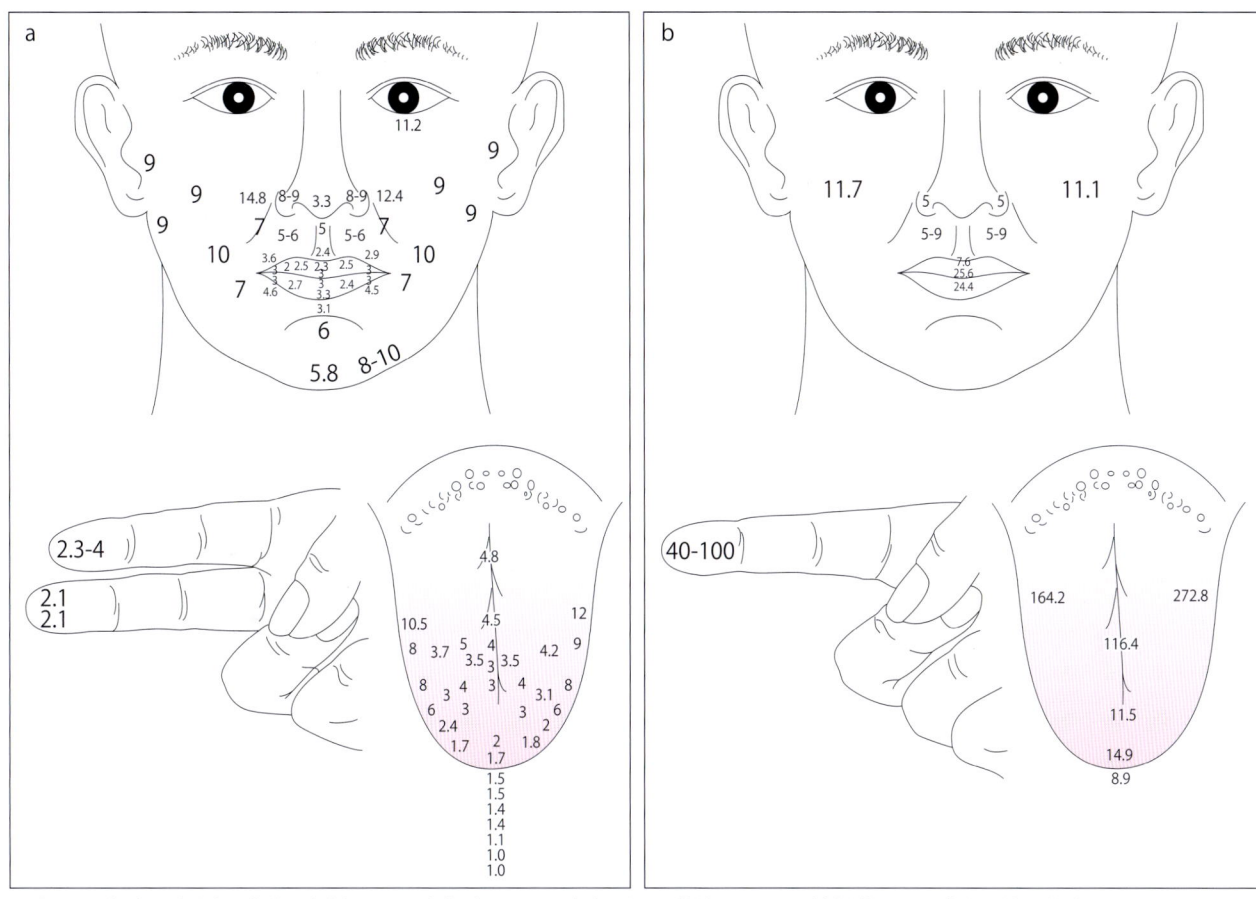

図❾ 口腔・顔面領域の感覚の鋭敏さ。a：各部位による2点弁別閾。単位はmm。b：触刺激による感覚閾値。単位はmg（基礎歯科生理学第5版．医歯薬出版，東京，2008より引用改変）

て嚥下反射を誘発する機能が備わっていると考えられている。実験的には、ごく少量の水であってもヒトの嚥下機能を顕著に促進することが報告されている（図8）。唾液成分の99％は水から構成されており、刺激によって分泌されたばかりの唾液は無菌状態である。肺炎の誘因となる口腔乾燥や、細菌繁殖を防ぐ意味でも適切な口腔ケアの実施が、唾液分泌や嚥下反射を促すことを念頭に置いておきたい。

2．機械刺激・温度刺激と覚醒効果

　口腔領域の感覚は、身体全体の皮膚感覚に比べて非常に鋭敏である。口腔ケアに伴う刺激が、機械刺激、温度刺激、その他の刺激となって脳のさまざまな部位を広く活性化することを意識すべきである。すなわち、口腔ケアがもつ間接的な効果としての高次機能を含めた脳への効果について述べる。

　口腔顔面の感覚を支配するのは第Ⅴ脳神経である三叉神経である。感覚の鋭さという点において、口腔内は身体で最も鋭敏である。それらは2点弁別能という2点間の短い距離を識別できるかどうかの検査や、刺激強さの閾値を調べた結果で示される（図9）。また、一般的には口唇やその周囲の顔面皮膚、舌前方部の鋭敏な感覚は口腔内外の後方部にいくに従い鈍くなるものの、①下顎歯肉部においては後方部でも鋭敏さが保たれる、②軟口蓋では再び感覚は鋭敏になる、などの特性をもつ

3 "黒岩恭子の口腔ケア&口腔リハビリ"を解剖する

表❹ 口腔各部の2点弁別閾と痛覚閾値。軟口蓋の触圧覚は比較的鈍いのに対して、痛覚に対する敏感度は最も高い（基礎歯科生理学第5版．医歯薬出版，東京，2008より引用改変）

感覚度順位	触・圧覚 部位	2点弁別閾 縦(mm)	横(mm)	敏感度順位	痛覚 部位	Frey 毛痛覚閾値 (g/mm^2)
1	舌尖	0.8	0.7	3	舌尖	2～3
2	口唇移行部	1.5	1	2	口唇移行部　上唇	1～2
				3	下唇	2～3
4	口唇粘膜部	3.5(*)	2～3(*)	4	口唇粘膜部　上唇	3～4
					下唇	3～4
6	軟口蓋	4～5(*)	3(*)	1	軟口蓋	1
	硬口蓋				硬口蓋	
3	切歯乳頭部	2.5～3(*)	2	5	切歯乳頭部	4～5(*)
11	大臼歯部		10	8	中央部	6～8
5	口(腔)底	3(*)	3～4(*)	2	口(腔)底	2
4	舌下面	3	2.5	3	舌下面	2～3
7	歯肉			8	歯肉	
	付着歯肉	4	4		付着歯肉	6～8(*)
8	舌背				舌背	
	前方部	4.9	3	6	前方部	5～6(*)
9	側縁	7(*)	6(*)	6	側縁	5～6(*)
11	中央後部	—	10	8	中央後部	6～8
10	頬	8.6	8.6	7	頬	
					前方部	5～8
				9	後方部	8～12
12	キーゾウ領域	—	12～13(*)	10	キーゾウ領域	12

（表4）。

①については、この部位の神経支配が本来歯肉や歯髄感覚を支配する下歯槽神経以外に、頬神経の枝も伸びているためである。また、②については、口腔感覚を支配する三叉神経がこの部位で軟口蓋や奥舌などを支配する舌咽神経に切り替わる部位であり、舌咽神経への刺激は、機械感覚よりも、侵害刺激としての感覚受容により咽頭絞扼反射という生体防御反射を引き起こしやすくなる。口腔の奥のほうに刺激をすることで、鋭敏な感覚への刺激が突然侵害刺激と変わり、「おえっ」という反応を引き出してしまうのはこのせいである。口腔ケア時には十分注意しなければいけない（図10）。

温度刺激という点において、口腔ケア時に冷水を使ったり、嚥下障害に対して口腔ケアとアイスマッサージを同時に行うことがある。アイス＝冷たい刺激という意味では、口腔内に冷刺激を行うことは生理学的に重要な意味をもつ。本来、温度を受容する感覚としては冷覚と温覚がある。口腔内に占める両者の割合を点の数として比較すると、前者（冷点）のほうが後者（温点）よりも多い。すなわち、冷たいもののほうが温かいものより感じやすい（図11）。

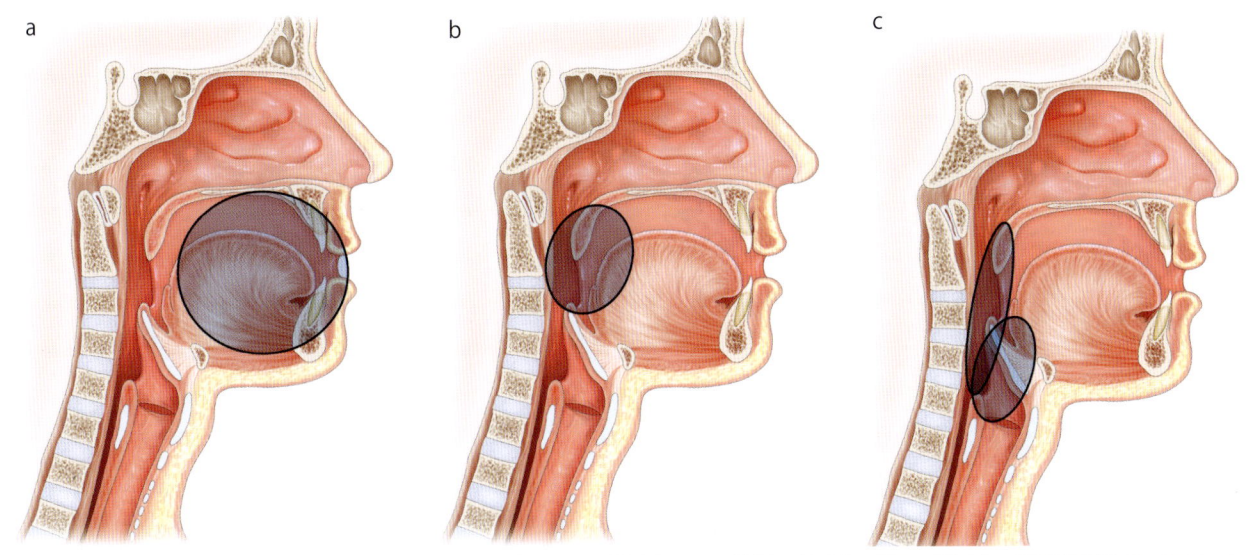

図❿　口腔・咽頭への刺激により引き起こされる反射。開口反射（a）、咽頭絞扼反射（b）、嚥下反射（c）の誘発領域を○で示す。お互いの感覚領域はオーバーラップし、同じ部位であっても刺激強さなどの違いが異なる反射を引き起こすこともある（新・口腔の生理から？を解く．デンタルダイヤモンド社，東京，2012：78より引用）

　アイスマッサージというならば、冷たければ冷たいほうがよいのか、というと神経反応としてはそれとは異なる。すなわち、冷たい刺激に応じる冷受容器の応答は25〜30℃で最大になり、一方、温かい刺激に応じる温受容器の応答は40〜45℃で最大になる（図12）。15℃以下や45℃以上で感じているのは、冷感や温感とは異なり、痛みの受容器が発する感覚であり、冷痛や熱痛となるので注意が必要である。しかし、実際には唾液などの緩衝作用が働くのでこれらの刺激は一過性となって生体を痛めることなく、それぞれの温度刺激となる。このことは、唾液分泌が減少している症例では、唾液の緩衝作用が働かないことも頭に入れる必要があることを意味する。

　口腔感覚が鋭敏であることは、大脳皮質の感覚領域に占める顎口腔顔面領域の広さからもうかがえる（図13）。大脳皮質を活性化して、刺激を受けたという信号をより効果的に、より多く伝えたければ、口腔内を刺激するのが最も効果的ということになる。更に口腔への刺激はさまざまな反射を引き起こす。顎反射としての顎閉口反射は、筋紡錘を受容器とする反射である。これは口腔ケア時に開口を促すことによって、閉口筋の筋紡錘が活性化し、閉口筋を反射性に活動させるものである。

　一方、開口に協力的な患者さんの場合、自発的に開口する際には閉口筋の活動は強く抑制される。この際には、開口を促す大脳皮質の運動領域が広く活動し、更に閉口筋を抑制するための指令も大脳皮質から出される。たかが開口、されど開口といえる。

　また、口腔内への刺激は、いずれの機械刺激であっても広く開口反射を引き起こすことが知られている。四肢への刺激は、通常それが痛み刺激であるときにのみ屈曲反射と呼ばれる防御反射が引き起こされるが、顎の場合は痛みの刺激でなくても引き起こされることは注目に値する。Kポイントと呼ばれる、開口と嚥下反射を促す部位があることは臨床上よく知られているが、Kポイントである下顎枝内面を指で押しつけることで得られる開口反射は、まさにいずれの刺激でも開口を引き

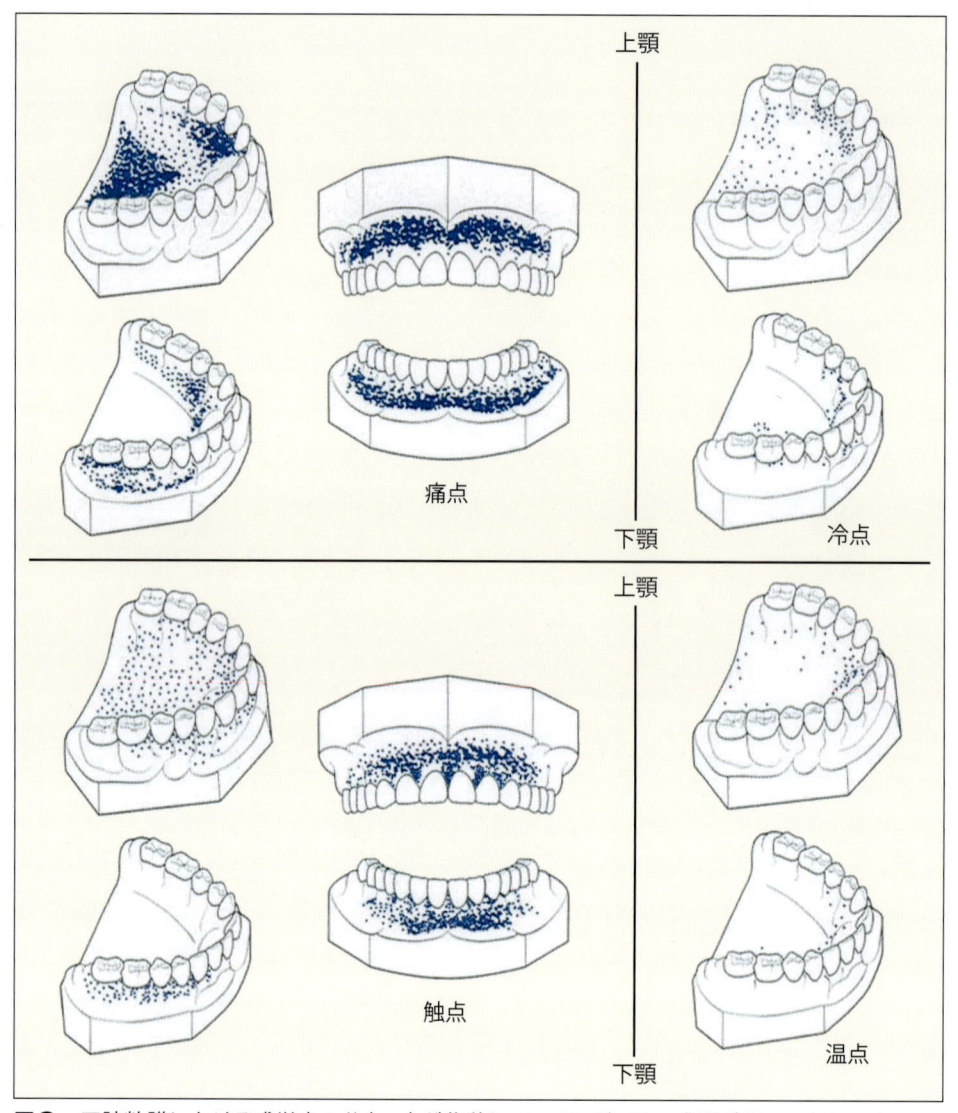

3 "黒岩恭子の口腔ケア＆口腔リハビリ"を解剖する

図⓫ 口腔粘膜における感覚点の分布。点が集積しているほど、その感覚が鋭いことを示す（基礎歯科生理学第5版．医歯薬出版，東京，2008より引用改変）

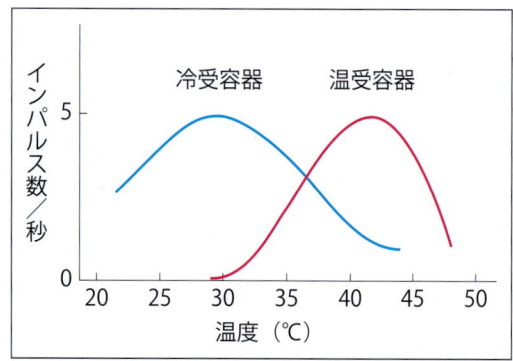

図⓬ 温度受容器の応答。サルのデータを模式的に示す（標準生理学．医学書院，東京，2009より引用改変）

出すことができるよい例である（図14）。この部位の刺激が嚥下反射をも促すか否かについては、議論のあるところである。下顎枝内面に局在するのは、三叉神経の神経終末である。筆者の考えでは、普段刺激されることの少ない部位への刺激が開口反射を促し、これによって顎運動が誘発されることで唾液分泌や顎運動に伴う粘膜などへの機械的刺激が生じ、やがて嚥下反射を誘発すると思われる。

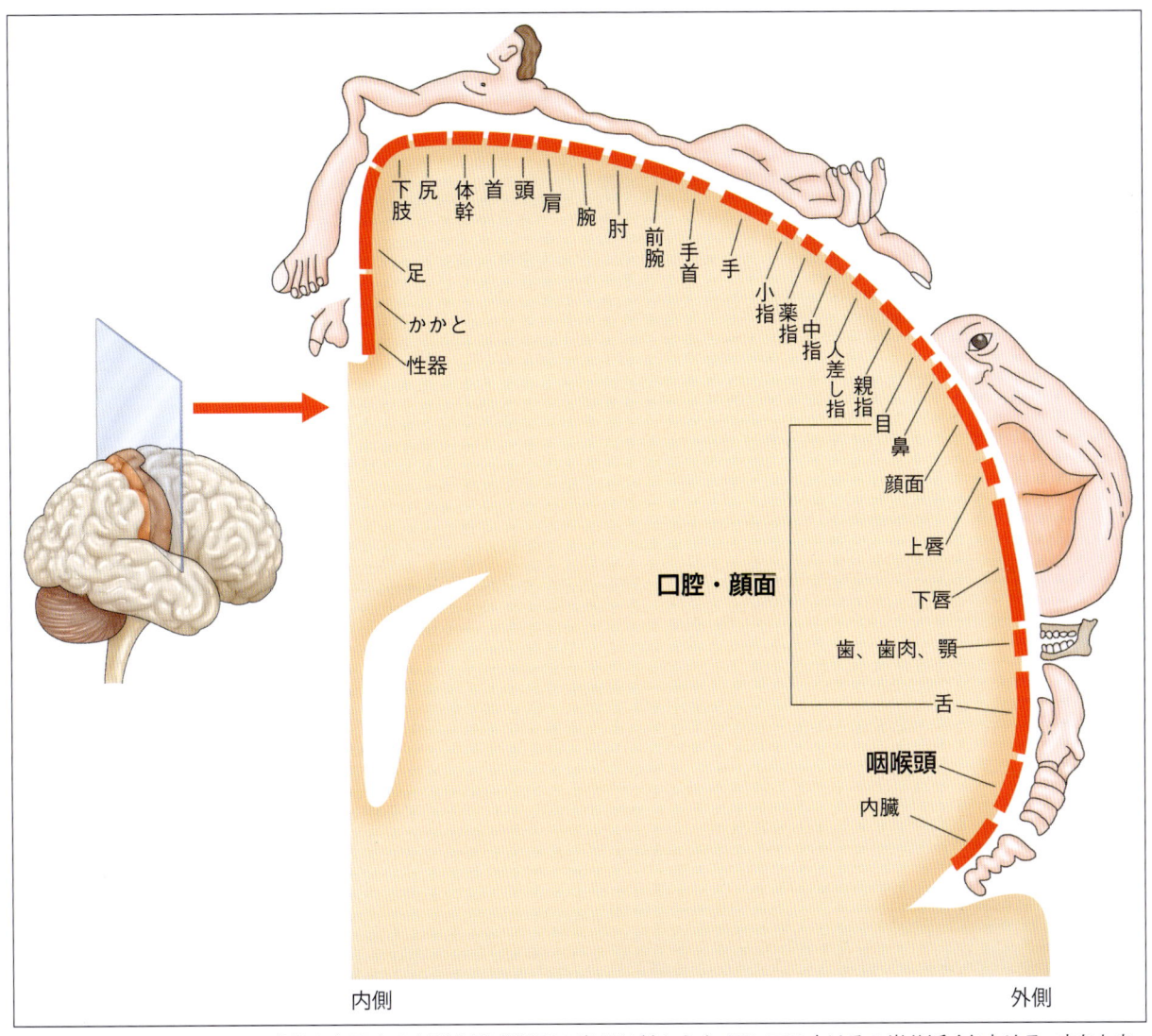

なぜ「黒岩恭子の口腔ケア＆口腔リハビリ」は食べられる口になるのか

図⓭　感覚のホムンクルス。感覚を支配する大脳皮質感覚野の半分は首から上、更に口の中はその半分近くを占める。すなわち、ヒトの感覚全体の1/4程度は口の中に凝縮されていることになる（新・口腔の生理から？を解く．デンタルダイヤモンド社，東京，2012：79より引用）

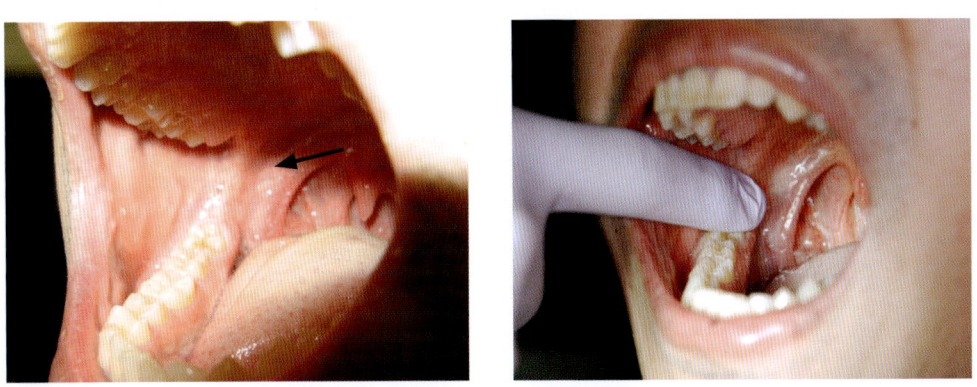

図⓮　Kポイント。介護抵抗や脳梗塞後遺症などによる麻痺などで、開口困難な患者さんに有効な刺激ポイント（矢印）。口角から口腔粘膜に沿って人差し指を入れ、臼後三角後方の下顎骨内面を押すことで開口を促す

3 「咀嚼と脳機能」の視点からみる

坂本貴和子　柿木隆介（自然科学研究機構生理学研究所　統合生理研究系感覚運動調節研究部門）

　幼い頃より誰しも一度は「よく咬みなさい、頭がよくなるから」と言われたことがあると思う。また、そう公言してはばからない歯科医や、コメンテーターを目にした方もいることだろう。しかし、それは事実なのか。もし事実だとしたら、脳内でどういうことが起こって、それを可能にしているのであろうか。

　実は学術的に検証した研究はほとんどないのが現状である。これまでの研究では、咀嚼中に一次体性感覚野、一次運動野、補足運動野、島皮質、視床、小脳の脳血流が上昇することが報告されている[1〜3]。しかし、これらの結果は、あくまで咀嚼の最中の脳血流変化を示したものであり、咀嚼をしたことによって、その後、脳にどのような活性効果がみられるのかを検証したことにはならない。そこで筆者らは、咀嚼したことによる脳の活性効果を検討すべく、脳波（Electroencephalography：EEG）を用いた研究を行ったので、その実験のいくつかを紹介する。

1. 咀嚼による脳の活性効果と脳波
1）刺激の認知や判断指標（P300）の誘発実験

　まず、P300成分と呼ばれる電位を指標として行った実験[4]について述べる。脳波は、脳の電気活動を記録しているものであるが、P300成分は主に刺激の認知や判断の指標として、さまざまな研究で用いられ、臨床医学では加齢や痴呆によって反応が遅延することを利用して、病気の早期診断に使われている。

　P300成分を誘発するために、オドボール課題と呼ばれる課題を被験者に行ってもらう。この課題では、低頻度と高頻度の2種類の音刺激を2対8の割合で被験者に与え、低頻度の音が鳴った際に、できるだけ早く右手の親指でボタン押しを行ってもらった。課題は合計4セッション行い、課題と課題の間に5分間の休憩を入れた。休憩中に、①ただ安静にしている場合、②無味無臭のガムベースを咀嚼する場合、③口パク運動をする場合、④右手人差し指でタッピング運動をする場合、といった4パターンの休憩方法を設定し、それぞれの休憩方法を間に挟んだ際のP300成分の出現の仕方と、ボタン押しをした際の反応時間を比較することで、効果判定を行った（図1）。

　なお、無味無臭のガムベースを用意した理由は、ガムの味の要因と臭いの要因を排除し、純粋に咀嚼の効果を検討するためである。また、4パターンはそれぞれ別の日に行っている。

　実験結果として、休憩中に、安静、口パク運動、指タッピング運動をした場合では、P300成分の潜

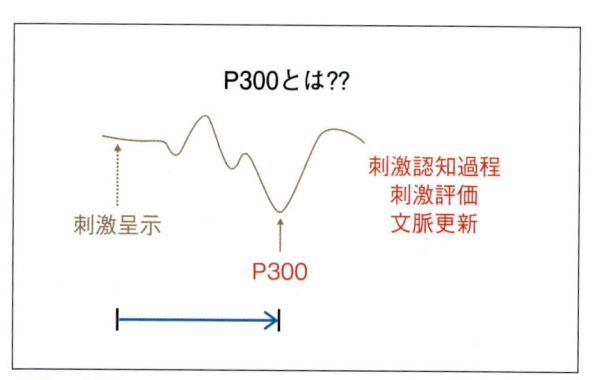

図❶　刺激を受けてから、300ミリ秒後に出てくる特殊な脳波。刺激を脳が感じる過程で生じる脳波で、早くなれば、脳が活発に働いているといえる

時と反応時間は徐々に延長し、P300成分の電位振幅も疲労のためか小さくなった。それに対して咀嚼をした場合では、P300成分の潜時と反応時間が著明に短縮し、P300成分の振幅も維持された。つまり、5分間の咀嚼を行うことにより、認知や判断にかかわる脳活動は、疲労するどころか、活動自体が維持されるという結果になった。

この結果に対し、筆者らは咀嚼運動によって上行性網様体賦活系が活性化し、覚醒効果がみられたのではないか、と考える。上行性網様体賦活系は脳幹と呼ばれている部位を起点とし、人間の覚醒に関与している脳活動である。咀嚼を無意識に繰り返して行うためには、同じく脳幹にあるセントラル・パターン・ジェネレーター（Central Pattern generator: CPG）が働く必要がある。このパターン・ジェネレーターが上行性網様体賦活系に影響を与え、覚醒が維持されているものと推察する。自転車漕ぎや歩行等の意識することなく連続して行うことができる運動は、パターン・ジェネレーターがあるからこそ可能であり、咀嚼だけではなく、このようなサイクル動作もP300成分の潜時や振幅に影響を与えている、という報告もなされていれる[5, 6]。

つまり、咀嚼動作も日常で行われているサイクル動作であることから、同様にパターン・ジェネレーターを活性化したものと考えられる（図2、3）。

2）咀嚼が刺激の認知処理過程にかかわっている？

次に、「咀嚼は刺激の認知処理過程に効果があるのか、それとも運動遂行過程に効果があるのか」ということを検討するために、随伴性陰性変動（Contingent Negative Variation: CNV）と運動準備電位（Movement-related cortical potential: MRCP）という脳波の電位成分を計測し、評価した。

随伴性陰性変動は、刺激に対する反応準備過程を示す電位で、例えば、徒競走の合図である「よーい、ドン！」の「よーい」から、「ドン！」の間に現れる。つまり、外部から動作を促す刺激を受け、次に運動を開始する刺激を認知し、実際に運動するまでに至る準備段階を示す脳活動であり、刺激の認知処理過程をも含んだ電位であると考えられる。それに対し、運動準備電位は、例えばゴルフやビリヤード、ベンチプレスのように、自分自身のタイミングで運動を遂行する1.5～2秒前より現れる、緩やかな陰性電位である。

運動準備電位は、随伴性陰性変動よりも純粋に運動の準備そのものにかかわる電位である、と考

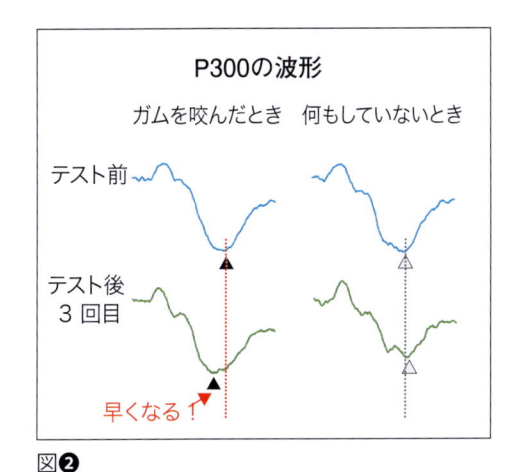

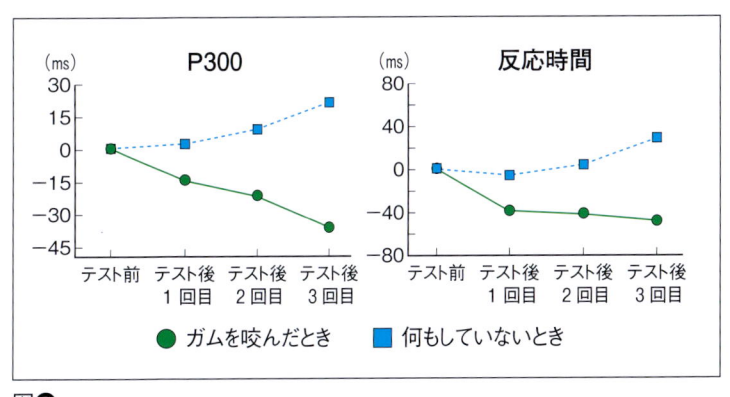

図❷

図❸

図❷❸　ガムを咬んだときと、顎を動かすだけのときを比較すると、ガム咬みを繰り返すほうが、P300が早く現れるようになる。脳が活発に働くことを表す

3 "黒岩恭子の口腔ケア＆口腔リハビリ"を解剖する

えられ、随伴性陰性変動と運動準備電位の脳波波形自体は類似していても、その性質上脳内の発生メカニズムは大きく異なると考えられている。

筆者らの実験では、周波数の異なる2種類の音刺激を用いた随伴性陰性変動の課題（1回目の音刺激から2秒後に提示される2回目の音刺激を聞き、それを合図にできるだけ早くボタン押しをする）と、自発的に右手の人差し指を挙げる運動を行った運動準備電位の課題の2種類を行った。随伴性陰性変動と運動準備電位はそれぞれ合計4セッション行い、P300成分を検討した実験と同様に、課題と課題の間に5分間の休憩を入れた。休憩中にただ安静にしている場合、無味無臭のガムベースを咀嚼する場合の2条件を設定し、互いに比較することでその効果を判定した。実験条件はそれぞれ別の日に行い、よって被験者には計4日参加してもらった。

その結果、休憩中に咀嚼を行った際の随伴性陰性変動の脳波波形において、電位振幅の維持とボタン押しをする反応時間の短縮がみられた。しかし、運動準備電位では、休憩中に咀嚼をしても安静にしていても、電位振幅には変化がみられなかった。この結果より、咀嚼は運動準備電位の発生源とされる運動関連領野ではなく、刺激の認知処理過程にかかわるとされる部位へ影響を与えるものと考えられた（**図4**）。

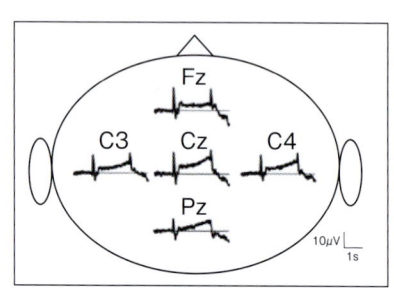

もちろん、脳波の波形のみで多くを語ることはできず、脳のどの領域に咀嚼が効果をもたらすかについては、更に多くの検証を行う必要があるのは自明である。しかし、脳領域の部位まではわからないまでも、「咀嚼が刺激の認知処理過程にかかわる脳部位に影響を与えている」という事実は判明した。筆者らが行ったような実験室レベルでの単純な課題を行った場合であっても、咀嚼をした場合とそうでない場合でこれだけ明瞭な差がみられる以上、やはり何らかの効果があると考えざるを得ない。

「この僅かな差に一体何の意味があるのか？」、「これを活性化というのか？」と思われるかもしれないが、例えば車の運転中、突然飛び出してきた子どもを視覚的に認知・処理し、急ブレーキを踏む一連の動作は、この僅かな潜時の差で大きく明暗が分かれるであろうことは容易に想像できる。また、野球のバッターが、投げられたボールに対してストライクかボールかを判断し、更に同じストライクであってもコースや球種によって、バットを振る、振らないを決断し、最終的に動作を遂行する場合であっても、この潜時や反応時間の短縮は決して小さいものではないはずである。

筆者らの結果は決して「よく咬むと頭がよくなる」という説を証明したわけではない。頭がよくなるということは、知能や認知力が高まる、ということを意味しているが、今回の実験では、あくまで脳の働きが咬めば咬むほど短期的に活発になることはいえても、そうした脳の長期的な働きである知能や認知力が高まるとはいえない。しかし、

図❹ 随伴性陰性変動（a）と運動準備電位（b）の波形。Fz、Cz、Pz、C3、C4は、脳波電極の位置を表しており、それぞれ前頭部、頭頂中心部、後頭部、左頭頂部、右頭頂部を表す

a：随伴性陰性変動

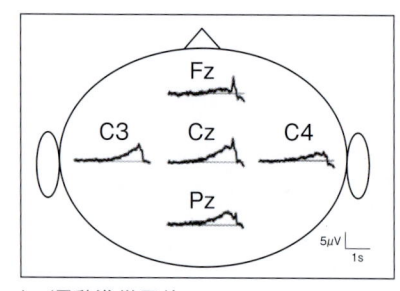

b：運動準備電位

覚醒には関係していそうである、という推測はできる。筆者らの研究は、製菓会社や企業などと共同で行ったものでも、他大学との提携のうえで行ったものでもなく、あくまでも学術的検証のために行ったものであることを最後に明記する。

2.「口腔ケア、口腔リハビリ」と脳機能

既述したように、咬むことは脳機能を活性化する。口腔内は非常に鋭敏な部位であり、多くの神経と筋肉が存在し、精緻な活動を可能にしている。当然、それに対応するために、脳には口腔内の活動に対応する非常に多くの神経細胞が存在する。いわゆるホムンクルスを見れば一目瞭然であるが、運動野も感覚野も口腔付近の部分は非常に広く、体幹部や下肢の部分よりも広いほどである。

脳神経細胞は刺激を受けなければ減少し、場合によっては他の部位の活動に対応するように変化する。骨折して数ヵ月間ギプスをし、ようやくギプスを外したときには驚くほど筋肉がやせ衰えていることに愕然とした経験をもつ人は多いだろう。筋肉細胞ほどではないにしても、脳神経細胞にも同様のことが起こるのである。当該部位に常に何らかの刺激を与えると同時に、その部位の筋肉を動かすことが必要である。

従って、脳科学的に考えれば、黒岩恭子氏の口腔ケアと口腔リハビリは、極めて理にかなった手法と考えられる。高齢者、特に歯を失った方々の場合には、口腔内の活動が減少するし、口腔内の部位への物理的刺激も同様に減少する。それは、私たちの想像以上に脳神経細胞を衰えさせる。それによって、脳から口腔への運動指令も減少する。つまり、極めて不適切な悪循環となる。若年者では、運動・感覚が正常に戻れば、機能も速やかに回復するが、高齢者では回復は難しく、場合によっては「手遅れ」になる可能性が高い。従って、黒岩氏の口腔ケアと口腔リハビリは、予防的意味においても、重要かつ有益な方法と考えられるのである。

筆者らが最も興味深かったのは、「くるリーナブラシ」シリーズである。これを用いて口腔へのストレッチを行うこと、そして微振動を与え続けることで、脳神経細胞に非常によい影響を与えることは間違いない。自主的に「咬む」ことに比べれば、その効果はやや弱いかもしれないが、咬むことが自由にできない高齢者や患者さんには、理想的な方法だと思われる。何よりも、高齢者や患者さんにはとても「優しい」方法であることが重要である。いくらよい治療法であっても、高齢者や患者さん、特に認知症を伴った方々が嫌がる手法は、持続できないだけではなく、逆に医療者との信頼関係が損なわれる。「くるリーナブラシ」シリーズを嫌がる方はほとんどいないであろう。それが、筆者らが「くるリーナブラシ」シリーズを推薦する最も大きな理由である。

【参考文献】

1) Onozuka M, Fujita M, Watanabe K, Hirano Y, Niwa M, Nishimura K, Saito S: Mapping brain region activity during chewing: a functional magnetic resonance imaging study. J Dent Res, 81: 743-746, 2002.
2) Onozuka M, Fujita M, Watanabe K, Hirano Y, Niwa M, Nishimura K, Saito S: Age-related changes in brain regional activity during chewing: a functional magnetic resonance imaging study. J Dent Res, 82: 657-660, 2003.
3) Tamura T, Kanayama T, Yoshida S, Kawasaki T: Functional magnetic resonance imaging of human jaw movements. J Oral Rehabil, 30: 614-622, 2003.
4) Sakamoto K, Nakata H, Kakigi R: The effect of mastication on human cognitive processing: A study using event-related potentials. Clin Neurophysiol, 120: 41-50, 2009.
5) Hillman CH, Snook EM, Jerome GJ: Acute cardiovascular exercise and executive control function. Int J Psychophysiol, 48: 307-314, 2003.
6) Kamijo K, Nishihira Y, Hatta A, Kaneda T, Wasaka T, Kida T, Kuroiwa K: Differential influences of exercise intensity on information processing in the central nervous system. Eur J Appl Physiol, 92: 305-311, 2004.
7) Sakamoto K, Nakata H, Honda Y, Kakigi R: The effect of mastication on human motor preparation processing: A study with CNV and MRCP. Neurosci Res, 64: 259-266, 2009.

3 "黒岩恭子の口腔ケア&口腔リハビリ"を解剖する

4 理学療法士の視点からみる

金尾顕郎（森ノ宮医療大学 理学療法学科）

　岩場を泳ぐ魚が餌をとろうとしたとき、波で自分の身体が揺れていても、その餌を食べるため、身体を波の動きに合わせ、頭部と体幹の軸を一致させようと調整を繰り返す。陸生動物であっても、餌を発見し、口でそれを捕獲するためには、頭部と体幹の体軸を一致させることが必要で、動物は前庭感覚と固有感覚、視覚と固有感覚、頭部と体幹の固有感覚を使い、頭部と体幹の協調性を実現している。

　食べること（咀嚼・嚥下）を目的とした動きは、餌という身体の外部にあるものに口を近づけ、安定した姿勢を保持するために、前庭で重力の加速度の方向を知り、口の周りの筋が活動して、確実に身体を餌につなぎ止める。

　人間において食物を取り入れる先端である口の部分は、発生学的に鰓の一部分を顔面、咀嚼・嚥下、発声の筋に変化させてきた（図1、2）。口には素早く食べ物を取り込んで噛み砕き、そして飲み込むといった動物性の機能に加え、消化・吸収といった植物性機能への橋渡しをする役割がある。この植物性機能を反映する顔面、咀嚼・嚥下、発声の筋緊張は、口の中にありながら発達的に体幹の筋と関係の深い舌によって、直接頸部や肩甲帯の筋に伝えられ、姿勢調節されることで、体幹の筋緊張がコントロールされることになる[1]。

　舌運動にかかわる筋や顔面の表情筋などは、その作用として、咀嚼・嚥下にかかわるが、同時に頭部と体幹の姿勢からも大きく影響を受ける。くずれた座位姿勢のため体重を支える支持面が不安定なときに「むせ」がみられるが、姿勢を調整することで、うまく飲み込むことができる。

　本項では、口腔機能の改善を目的とした、舌運動や顔面の表情にかかわる筋のストレッチとマッサージ、及び姿勢の調整について述べる。

1. 一般的なストレッチングとマッサージ

1）ストレッチング（stretching）
（1）ストレッチングの定義[2-4]

　ストレッチングとは、軟部組織の伸張性の向上を目的とし、何らかの原因によって、長期間にわたり可動性の低下した身体構造を伸張させ、柔軟性を改善することをいう。

　柔軟性とは、関節の可動域を滑らかで容易に動かす能力をいい、可動性の低下は、可動域の減少または動作の制限を意味する。また、関節の周囲にある筋腱単位とその他の軟部組織の萎縮による伸張性の制限は拘縮と定義される。

（2）拘縮の種類[2]

①筋原性拘縮

　筋腱単位が順応的に短縮して関節可動域が制限されるが、筋の病理的な変化は認められない状態。

②皮膚・軟部組織性拘縮

　軟部組織が直接拘縮の原因となる状態。

③偽性筋原性拘縮（神経性拘縮など）

　中枢神経系の障害による筋緊張亢進状態（痙縮・強直など）が原因となって起こる可動性障害。また、筋の攣縮や防御収縮、疼痛なども原因となる。

④関節拘縮

　関節構成体の変化（癒着、関節腫脹、関節軟骨の不整、骨増殖など）や結合組織性の可動性制限

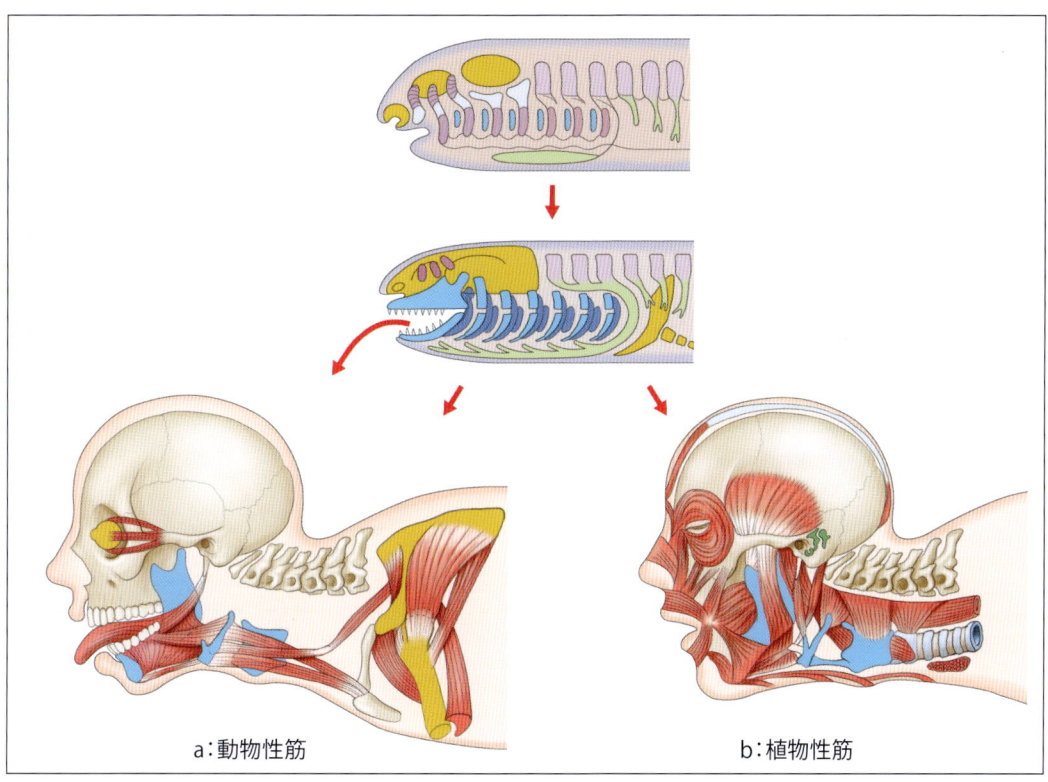

図❶ 顔面、咀嚼・嚥下、発声の筋の発生（参考文献1)より引用改変）。a：動物性筋。鰓弓の背側に位置する体幹部から発生する横紋筋。b：植物性筋。鰓弓の筋から分化、平滑筋に近い機能をもつ横紋筋

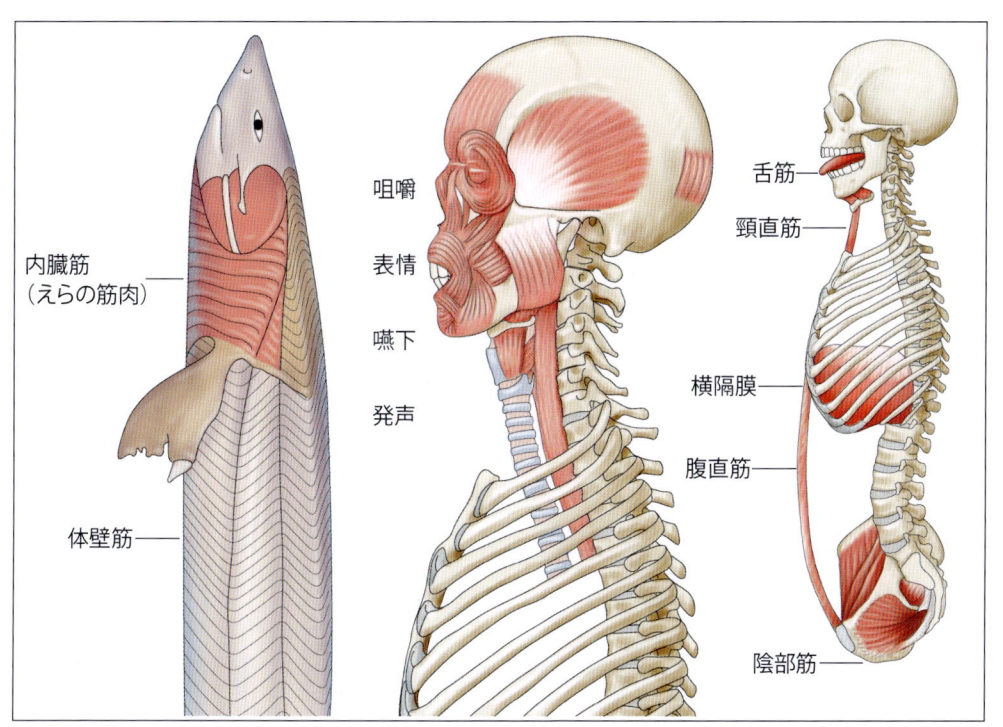

図❷ 舌と体幹筋。鰓弓から分化し、発達した顔面、咀嚼・嚥下、発声の筋と、呼吸に関与する筋（参考文献1)より引用改変）

が含まれる。
（3）可動性の低下となる要因[2, 3]
①長期間の不動
　ギプス固定、疼痛、浮腫、関節症や炎症、筋・腱または筋膜の障害、皮膚疾患や外傷・熱傷、骨性の疾患、血管障害など。
②生活様式
　ベッドや椅子上での安静など持続的な姿勢保持、職業的に非対称な姿勢での作業など。
③麻痺や異常な筋緊張
　神経筋障害、末梢・中枢神経性機能障害など。
④先天性・後天性姿勢アライメントの不良
　先天性の奇形・変形、脊柱側弯症、骨折後の変形治癒など。
（4）ストレッチングの効果（目的）[3]
①関節可動域（柔軟性）の増大と筋緊張の低下（筋の弛緩）
　関節の柔軟性に関与する軟部組織として、関節包、筋、筋膜、腱、皮膚などが挙げられ、関節包、筋、筋膜が制限因子となることが多い。筋や筋膜に対するストレッチングの有効性は高いが、結合組織へのストレッチングは、粘性に効果があるものの弾性にはあまり効果がみられないとされており、結合組織性の関節包、腱、靱帯などには、ストレッチングの効果は薄いといえる。
　筋に対する持続的ストレッチングにより、その筋の筋腱移行部に存在するゴルジ腱器官が筋張力を感知し、その興奮をⅠb線維が求心性に脊髄へ伝える。Ⅰb線維は脊髄内で抑制性介在ニューロンに接続し、伸張された筋の運動ニューロンを抑制する。その結果、引き伸ばされた筋が弛緩する（自原性抑制）（図3）[5]。中枢神経系の障害による筋緊張亢進状態（痙縮・強直など）では、ゆっくりとした持続的なストレッチングが有効である。

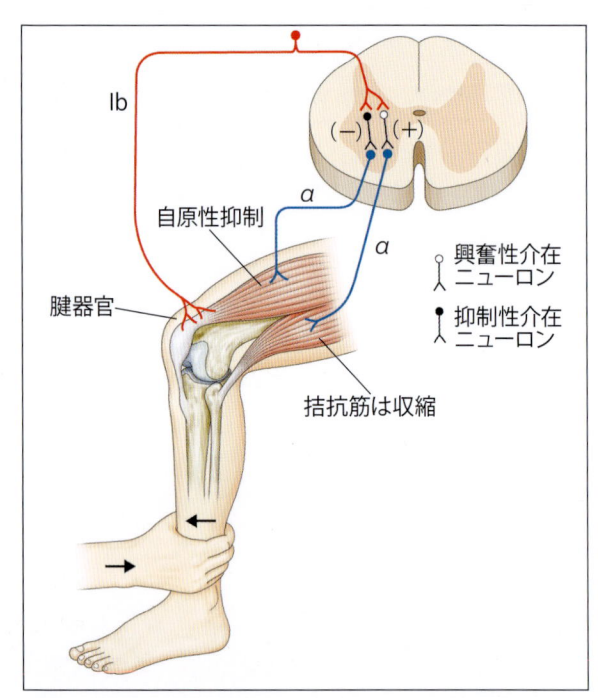

図❸　自原性抑制。興奮を求心性にⅠb線維が脊髄へ伝え、脊髄内で抑制性介在ニューロンに接続し、伸張された筋の運動ニューロンを抑制する（参考文献[5]より引用改変）

②血液循環の改善
　ストレッチングを繰り返すことによるポンプ作用により、筋細胞内の疲労物質が流出し、ATPが循環して、筋の収縮と弛緩の移行がスムーズに行われる。ストレッチング後の血流量は、ストレッチングの時間に比例する。また、運動前のストレッチングは、運動後の皮膚温上昇にも関与するといわれている。
③筋の疼痛の緩和
　ストレッチングにより血液の循環が改善し、発痛物質や疼痛増強物質の生成が抑制され、筋の疼痛が緩和される。
④運動の準備と運動能力の改善
　ストレッチングは、伸張反射の閾値を高めるとともに、筋の反応性を向上させ、運動の準備をする。また、ストレッチングは、神経伝達機能を向上させ、バランス能力や動作の反応を高めることに

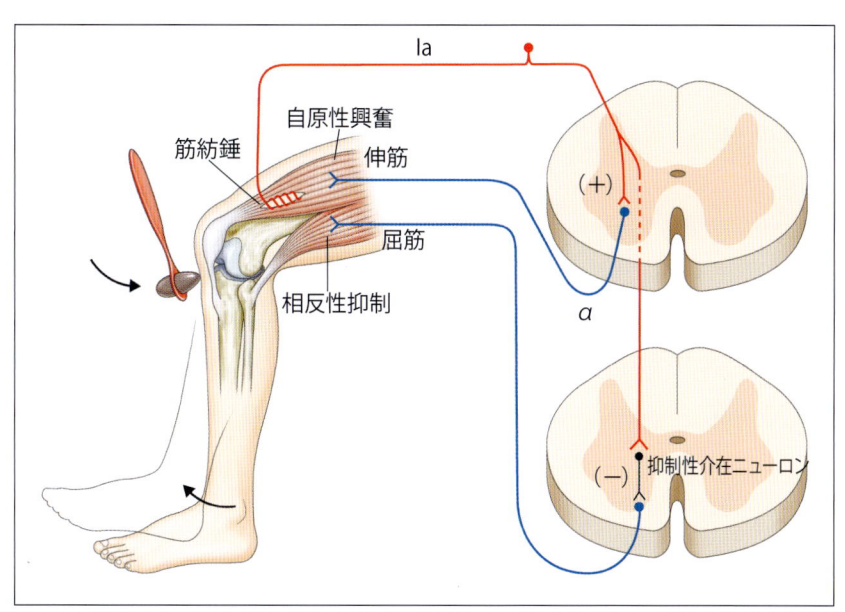

図❹　自原性興奮と相反性抑制。筋紡錘の興奮は、Ia 線維によって脊髄に伝えられ、その筋を支配するα運動ニューロンを興奮（自原性興奮）させる。同時にIa 線維の側枝は抑制性介在ニューロンを介して、拮抗筋のα運動ニューロンを抑制（相反性抑制）する
（参考文献[5]より引用改変）

より、運動能力の改善に繋がると思われる。

(5) ストレッチングの方法[2-4]

①静的ストレッチング

軟部組織に抵抗感がある点をわずかに超えたところで、伸張を維持する方法である。

これは、柔軟性を高める方法として使用される。急なストレスがかからず、組織への損傷が少なく、筋紡錘のIa求心性線維からの促通性刺激を抑制し、伸張反射（自原性興奮）（図4）が起こらない状態となる。

②周期性（間欠性）ストレッチング

ゆっくりと反復して徐々にストレッチングを加える方法である。効果としては静的ストレッチングと同様であるが、血流の促進と熱の産生が起こり、より少ない負荷で組織の抵抗性を低下させ、軟部組織をより優位に伸張させることが確認されている。

③バリスティック・ストレッチング

速く激しい間欠的なストレッチングであり、組織の柔軟性向上や全身状態の改善を目的とするが、伸張された組織を損傷する可能性が大きく、あまり使用されていない。

④セルフ・ストレッチング

自分で行う柔軟体操。セラピストが行ったストレッチングのあと、効果を維持することを目的とし、自力で行うものである。長期的な自己管理に必要な場合、家庭で行う運動としてよく指導される。

⑤固有受容性神経筋促通法のストレッチング（PNFストレッチング）

筋の活性と抑制を繰り返し、伸張される筋を可能な限り弛緩した状態にすることを目的とする。自動収縮を取り入れ、自原的・相反的な抑制により反射的に筋の弛緩がもたらされる。これは、筋の収縮の抑制を目的としており、短縮した筋や結

3 "黒岩恭子の口腔ケア＆口腔リハビリ"を解剖する

合組織を対象としていない。
⑥ダイレクト・ストレッチング
　一定の長さの筋を、ギターの弦のように筋走行に対して垂直に押すことによる伸張法である。筋の硬さが部位によって異なる場合、柔らかい部位は伸張されやすく、硬い部位は伸張されにくい。そのため筋を全体的に伸張すると、柔らかい部位が先に伸張されて損傷されることになる。従って、ダイレクト・ストレッチングは部位ごとに行う必要がある。また、主動作筋と一緒に動く筋群をダイレクト・ストレッチングにより選択的に伸張することで、筋群全体のバランスを取ることが可能となる。

2）マッサージ（massage）[6]
（1）マッサージの定義と概念
　主に手を用い、体表面から直接に力学的刺激を加え、機械的あるいは反射的に生体反応を起こし、身体の調整を行う手技である。
　運動療法を実施するときの補助的手段として用いられ、体性内臓反射や静脈血・リンパの還流の促進を目的に実施されることが多い。また、運動の開始時や終了時のウォーミングアップやクールダウンに、スポーツマッサージとして用いられる。
　マッサージの禁忌となるのは、伝染性疾患や化膿性疾患をはじめ、結核症、出血性循環器性疾患、悪性腫瘍、全身衰弱の強いときなどであり、この場合には医師の指示に従う必要がある。

（2）マッサージの効果（目的）
①循環系への作用
　血管やリンパ管へ直接的にマッサージすることにより、静脈血やリンパの還流が促進され、同時に動脈血の流入が盛んになって血行が改善される。浮腫に対しては、滲出物の吸収が促進され、器官機能の問題を改善する。また、疲労物質の代謝を助け、疲労回復にも繋がる。

②神経系への作用
　体性神経に働きかけ、運動の促通、筋緊張亢進状態（痙縮・強直など）の抑制などに効果がある。また、自律神経系にも影響し、消化器系や呼吸器系などの機能亢進がみられる。
③筋機能への作用
　筋機能を亢進させ、萎縮を予防する。麻痺筋への刺激となり、機能の改善が期待できる。

（3）マッサージの手技
①軽擦法
　手指を皮膚に密着させ、求心性に軽くなでさする方法。循環系に対して新陳代謝を促す。また、爽快感を与え、精神的安静をもたらす。他の手技の準備段階として、マッサージの最初に行われる手技である。
②強擦法
　指先を強く押し付けながら深部の組織に対して、輪を描くように行う手技である。局所の循環を改善し、結合組織性の硬結の吸収、瘢痕や関節部の癒着の剝離を目的とする手技である。
③揉捏法・揉捻法
　手指で筋を握り、圧を加えながら揉みほぐす手技である。筋内の血液・リンパの循環を促進し、栄養の取り込みも向上させる。筋機能を亢進させ、萎縮を予防する。腹部に行うことにより、消化・吸収や排泄を促す。
④叩打法
　一定のリズムで、手のひらや指を用い、交互に弾力的にリズミカルにたたく方法。表面に垂直に筋をたたく。神経・筋の調節的な作用があり、軽い叩打には興奮、強い叩打には鎮静の作用があるといわれている。
⑤振戦法・振動法
　手指や手のひらを皮膚に当て、断続的に細かな振動を与える方法。機械的刺激により筋緊張の調

整を行う。
⑥圧迫法
　指先や手のひらを用いて、皮膚の上から間欠的もしくは持続的に圧迫する方法。間欠的に行うことで循環をよくし、神経や筋を興奮させる。また、持続的に行うことで、抑制的に働く。自律神経系に作用することもある。

2. 顔面の表情筋、及び舌や咀嚼筋へのストレッチングとマッサージ

　何らかの原因で長期間にわたり経口摂取ができていない場合、口腔周囲の筋に廃用性の萎縮が起こっていることが予想される。経口摂取の回復や誤嚥性肺炎の予防などを目的に、口腔の機能改善のためのリハビリテーションが必要となり、顔面の表情筋や舌筋、咀嚼筋への機能訓練が必要となる。

　顔面の表情筋の特徴として、筋が骨ではなく軟部組織に付着していることや、筋紡錘のないことが挙げられる。四肢などに行うストレッチングとは性質が違い、筋原性拘縮の改善としての筋の軟部組織の伸張がストレッチングの目的となり、自原性抑制による筋の弛緩は期待できない。方法として、グローブをした手指、もしくは黒岩恭子氏が開発されたような口腔ケア用品を用いて、筋を内側から引き伸ばす。このとき、静的ストレッチングや周期性ストレッチング手技が用いられ、局所的な問題に対してはダイレクト・ストレッチング手技も使用する[7,8]。

　マッサージは、ストレッチング前に行うと効果的であり、強擦法や圧迫法を用いて行う。口輪筋や頬筋、及び顔面の皮膚の可動性の向上がみられ、口腔内のマッサージは、原始反射に対する脱感作や口腔内感覚の回復、及び唾液腺の機能改善を目的に行う。咀嚼や味覚による刺激がない状態では、唾液の分泌が低下した状態となるが、唾液腺機能が存在しても、口腔乾燥や唾液腺の感染などがある場合もあり、マッサージは必要である。顔面表層から耳下腺咬筋部、顎下腺、舌下腺に対してマッサージを行うとよい。

　舌機能の改善は口腔機能の向上にはなくてはならないものである。舌には、感覚器としての役割や咀嚼・嚥下の運動器としての役割があるが、舌筋は体幹筋の上方への延長であり、姿勢の安定性にも関与すると考えられている（図5）[9]。

　舌機能の改善には、黒岩氏が開発されたような口腔ケア用品で、舌の側方から左右方向へ動かすことや上方から圧を加えるなど、舌に対して他動的な周期性ストレッチングを行うことが必要である。また、開口を確保し、舌の先端をガーゼなどで軽くつまみ、上下・左右・前後・回旋の各運動を他動的に行うことで可動性がより改善される[8]。

　顎関節の運動制限については、咬筋や側頭筋のストレッチングが必要となるが、この場合には静的ストレッチングや周期性ストレッチングを行う。咀嚼筋には筋紡錘があり、筋緊張の亢進時や疼痛のある場合には、小さい力でゆっくりと静的ストレッチングを行うとよい。

3. 食べるための姿勢調整[1,9,10]

　嚥下機能を獲得するためには、体幹の姿勢調整が重要である。

1）嚥下の発達
（1）哺乳期は、定頸していない（首がすわっていない）。咽頭が短く喉頭口が大きく高いところにあるため、息を止めなくても嚥下が可能であり、仰向けでもむせないが、固形物の嚥下はできない。
（2）生後5ヵ月では、探索反射、吸啜反射、口唇反射、咬反射、挺舌反射などの原始反射がほぼ消え、定頸し始める。この段階では、口腔容積が小さい

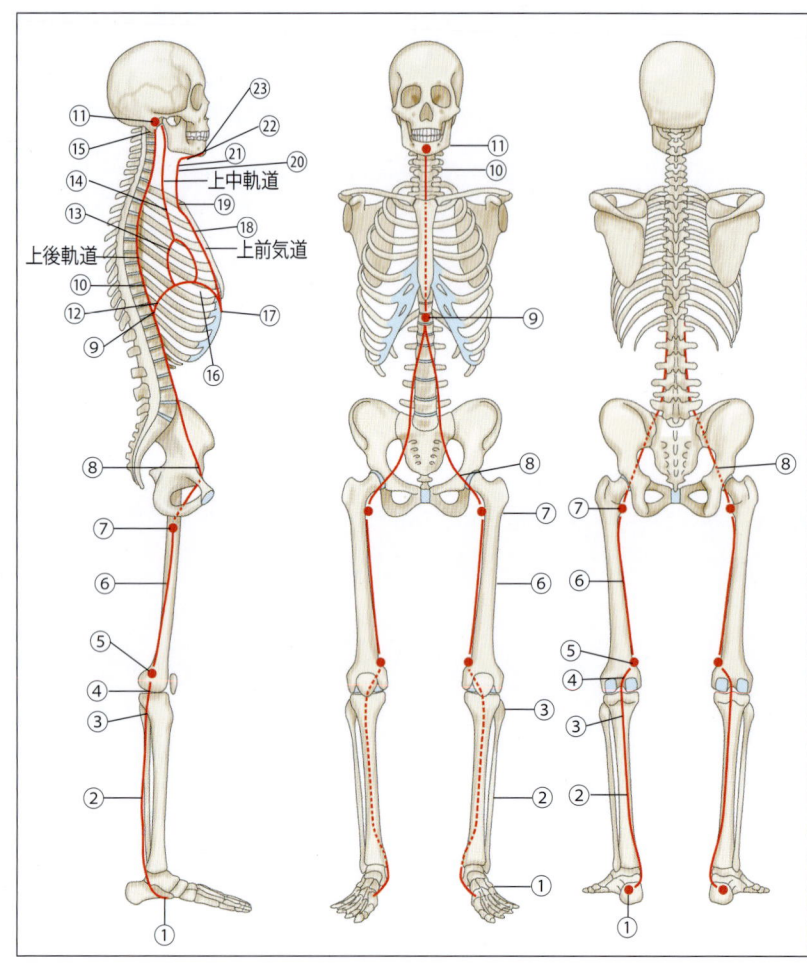

3 "黒岩恭子の口腔ケア&口腔リハビリ"を解剖する

図❺ Deep Front Line。舌は体幹・下肢の筋と連携して、姿勢の安定性に関与している（参考文献9）より引用改変）
①足根骨の足底面、足趾の足底面
②後脛骨筋、長趾屈筋、長母趾屈筋
③腓骨/腓骨の上部/後部
④膝窩筋膜、膝関節包
⑤大腿骨内側上顆
⑥内側筋間中隔、短内転筋、長内転筋
⑦小転子
⑧腰筋、腸骨筋、恥骨筋、大腿三角
⑨腰椎の椎体と肋骨突起
⑩前縦靭帯、頸長筋、頭長筋
⑪後頭骨底部
⑫横隔膜の後部、横隔膜の脚、腱中心
⑬心膜
⑭椎前筋膜、咽頭縫線、斜角筋、内側斜角筋膜、縦隔、壁側胸膜
⑮後頭骨の底部、頸椎の横突起
⑯横隔膜前部、横隔膜の脚
⑰肋下部の筋膜、剣状突起
⑱胸内筋膜、胸横筋
⑲胸骨柄の後面
⑳舌骨下筋、気管前筋膜
㉑舌骨
㉒舌骨上筋
㉓下顎骨、咀嚼筋

ので舌は前後にしか動かず、哺乳時運動も残存（口唇・舌・顎の一体運動が残存）している。そのため、ミキサー食でしか嚥下は不可能である。

（3）生後7ヵ月では、口腔内容積が増大し、舌の前後・上下運動が可能となり、食物を押しつぶしての嚥下が可能となる。また、上口唇の関与にて、コップでの水分摂取も可能となる。

（4）生後9ヵ月では、口腔容量が更に増大して、舌を左右に動かせるようになる。前歯による咬断が可能であり、口唇の上下・左右運動、口角の片側運動ができ、舌の前後・上下・左右運動が可能となる。左右に動かせることは、奥歯の歯肉のところに食べ物を運ぶことを可能とする。

これらの摂食・嚥下における舌運動の発達と身体活動発達時期を比較すると以下のようになる。

・舌の前後運動　→　体幹と頭部の位置関係を調整しようとする。

・舌の上下運動　→　座位姿勢の獲得（生後6ヵ月から10ヵ月）。重力に対して身体をまっすぐに保持することが可能。

・舌の左右運動　→　横座りから四つ這いへの移行（舌の運動方向へ身体を向ける）

つまり、舌の前後、上下、左右の動きが体幹の運動性と深く関係しており、舌運動の改善が、体幹機能を高めることに繋がり、また逆に体幹機能の改善が、舌運動の改善に繋がるのではないかと考えられる。廃用症候群の患者においても、舌の運動能と体幹姿勢に関して、同様の関連性を見出す

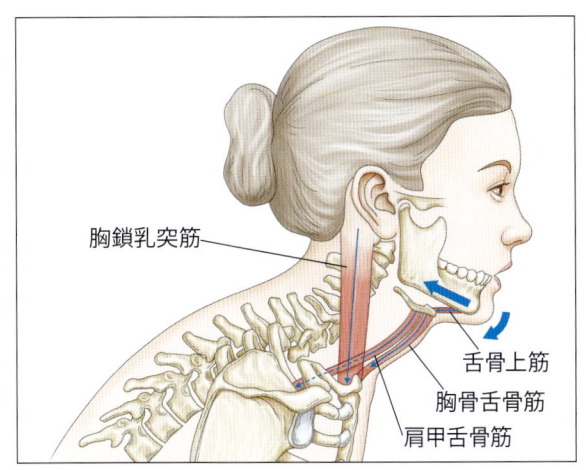

図❻ 頭部の前方突出（参考文献10）より引用改変）。頭部の前方突出により、胸骨舌骨筋や肩甲舌骨筋などの舌骨下筋群が舌骨を下後方へ引き下げる。下顎は後退と下制の方向へ引かれ、舌の前方への運動が抑制される。このため舌が後退し、食塊の移動が制限される。また、肩甲舌骨筋が肩甲骨に付着しているため、上肢帯の位置により、下顎の運動性に影響が及ぶ

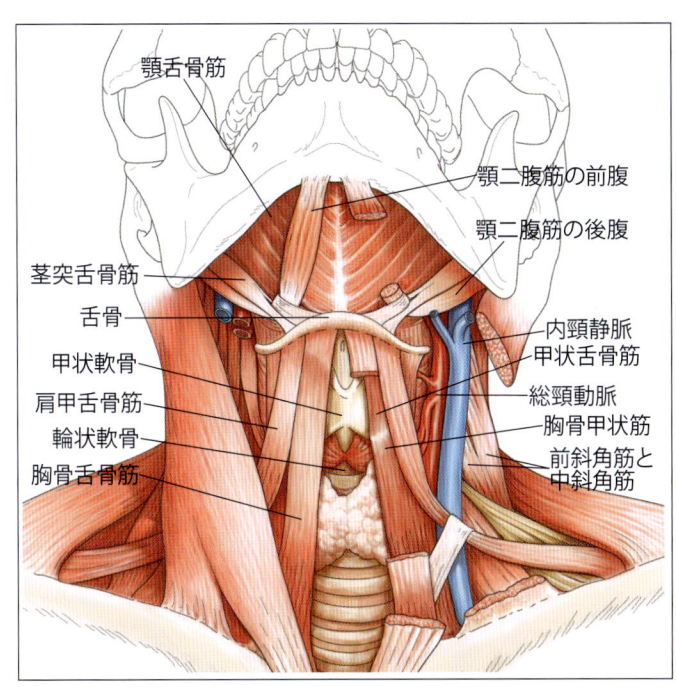

図❼ 舌骨に付着する舌骨上筋群と舌骨下筋群（参考文献10）より引用改変）。舌骨上筋群と舌骨下筋群は咀嚼、嚥下にとって重要と考えられる。これらの筋による力は、直接的、間接的に下顎に伝えられる。舌骨上筋群は、舌骨と下顎骨の間に張り、舌骨下筋群は舌骨、甲状軟骨、胸骨・肩甲骨の間を繋ぐ

ことができ、不良姿勢の矯正が嚥下機能の改善に大きくかかわると思われる。

2）姿勢不良と嚥下障害

図6のように、上部体幹が前屈位の場合、下顎が前方に突出した頭部の姿勢では、上部胸郭と下部頸椎の屈曲、及び上部頸椎と頭蓋頸椎部の伸展が起こっている。このとき、胸骨舌骨筋や肩甲舌骨筋などの舌骨下筋群により、舌骨が下後方へ引き下げられる。その力は、顎二腹筋前腹などの舌骨上筋を介して下顎に伝えられ、下顎は後退と下制の方向へ引かれる。この状態では舌の前方への運動が抑制され、舌が後退し、食塊の移動が制限される。

また、肩甲舌骨筋は肩甲骨に付着しているため、上肢帯の位置により、下顎の運動性に影響が及ぶ。摂食・咀嚼・嚥下機能の咽頭期において、軟口蓋を挙上し、舌根が前方に移動して、咽頭が広がり、次いで食道の上括約筋が緩み、喉頭が上前方に移動して、食塊が食道に移動するが、下顎が下制し舌骨が引き下げられていれば、喉頭が上前方に移動しにくく、嚥下が困難となる。

舌骨上筋と舌骨下筋は咀嚼と嚥下にとって重要であり、これらの筋による力は、直接的及び間接的に下顎に伝えられる（図7）。舌骨上筋は、舌骨と下顎骨の間に張り、舌骨下筋は舌骨、甲状軟骨、及び胸骨・肩甲骨の間を繋ぐため、開口の際には、舌骨下筋が舌骨を固定し、下顎に付着した舌骨上筋（顎二腹筋の前腹、オトガイ舌骨筋、顎舌骨筋）が下顎を下制する。

また、嚥下の際には、咀嚼筋が下顎骨を咬合位の固定し、舌骨上筋が舌骨を挙上する。そのため、姿勢の調整を行い舌骨上・下筋の活動性を向上さ

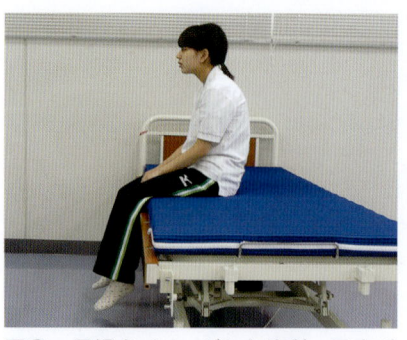

3 "黒岩恭子の口腔ケア&口腔リハビリ"を解剖する

図❽　足湯をイメージした姿勢。足底が床から離れているため、姿勢保持に足部の支持が使えない。体幹の前屈と大腿部後面で体重を支えるため、体幹が前傾し、下顎が突き出した姿勢となる

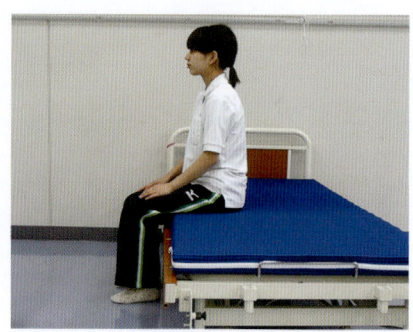

図❾　足底を床につけた座位姿勢。足部からの反力で、座位姿勢が安定するため、脊柱の伸展し、下顎の突き出ない姿勢が可能となる

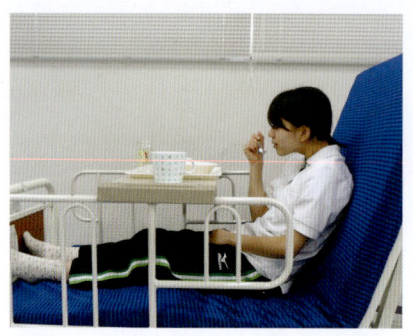

図❿a　ずり落ち座位・食事場面。下顎が前方突出し、体幹の前屈がみられる。この姿勢では、嚥下と呼吸運動が制限される

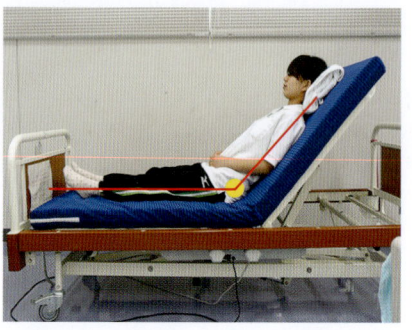

図❿b　ベッドのギャッチ・アップ直後。まだ、ずり落ちが生じず、ベッドのヒンジと股関節の位置が一致し、体幹の前屈がない状態

せることが必要である。

3) 姿勢調整と準備

　図8は、足湯をイメージした姿勢であるが、背中を丸め、下顎を突き出すような姿勢となっている。図9のように、足底を床につけた座位姿勢をとることで、足部の支持により座位姿勢が安定し、脊柱が伸びて下顎が前方に突き出ない姿勢をとる。このように、脊柱の正しい姿勢をとることは、嚥下に対する下顎と頸部の問題の解決に繋がると考えられる。また、図10aのような光景をよく目にする。この姿勢では、下顎が前方に突出して喉頭の動きを制限し、体幹中央での屈曲により横隔膜の活動が抑制され、1回換気量が減少して嚥下時の息こらえに影響するなど、嚥下に支障を来す。

ベッドのギャッチ・アップ時は、下肢部も上げて身体がずり落ちないように注意する必要がある（図10b〜d）。図11は胡坐肢位であるが、座面を少し高くすることにより、骨盤や腰椎の後傾を防ぎ、脊柱の伸展が可能となる。このとき、少し硬めの座面に座ることで坐骨を意識でき（坐骨のイメージ化）、脊柱の伸展がよりしっかりと行われる。

①呼吸運動

　嚥下の準備として、呼吸の練習を行う。食塊が喉頭を通過する際に呼吸を止めなければならないことや、誤嚥したときに咳で誤嚥物を排出するために、換気量を増やすことが必要である。胸郭の柔軟性向上（図12）、呼吸補助筋のリラクゼーション（図13）、及び呼吸介助による1回換気量の増

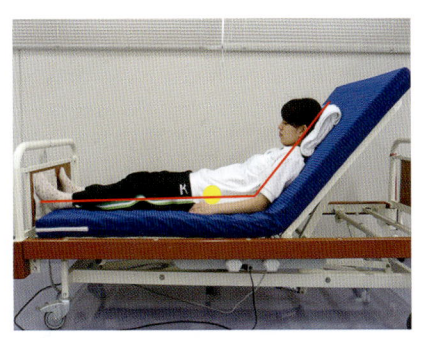

図⓾c　ベッドのギャッチ・アップ時間がたった肢位。ベッドのヒンジと股関節の位置がずれることにより、体幹と頸部が前屈する

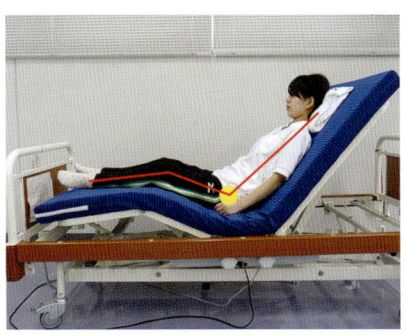

図⓾d　ずり落ちの防止。下肢部を上げることで、ベッドのヒンジと股関節の位置が保たれ、ずり落ちることなく安定した姿勢が可能となる

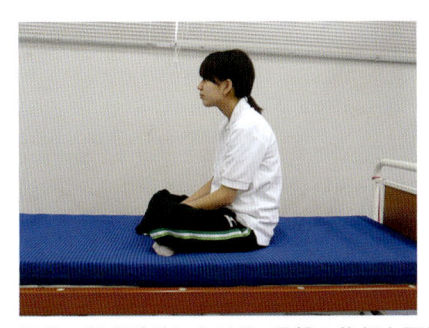

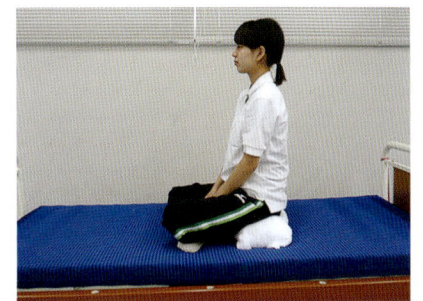

図⓫　胡坐肢位における、骨盤の後傾と腰椎の後弯に対して（左）、座面を少し高くすることで（右）、正しい姿勢に変えることができる

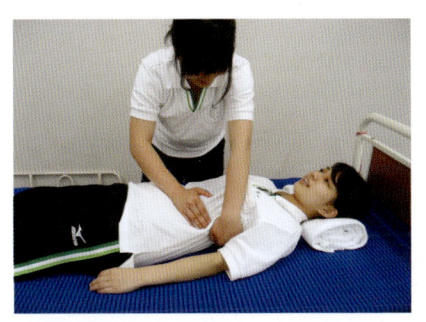

図⓬　呼吸管理。胸郭の柔軟性運動

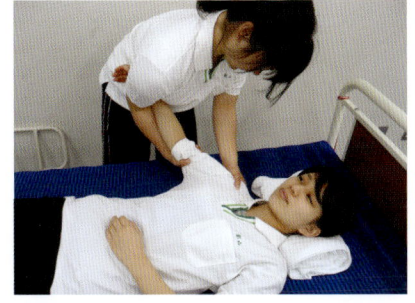

図⓭　呼吸管理。呼吸補助筋リラクゼーション

図⓮　呼吸管理。呼吸介助による1回換気量の増加

加運動（図14）を行う。

②頸部の柔軟性向上運動

　長期臥床や廃用性障害のある場合、頸部の柔軟性が低下し、嚥下、呼吸、喀痰に影響を及ぼすため、柔軟性向上運動を他動的に行う（図15～17）。

③下顎の運動

　長期間の背臥位にて、下顎が後方へ落ち込み、下顎の動きに制限が生じる。下顎を前方へ引き出し、舌骨上・下筋群のストレッチングを行う（図

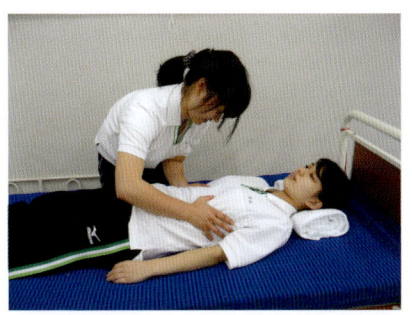

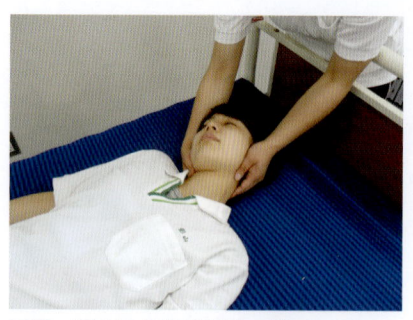

3 "黒岩恭子の口腔ケア＆口腔リハビリ"を解剖する

図⓯ 頸部の柔軟性運動。側屈

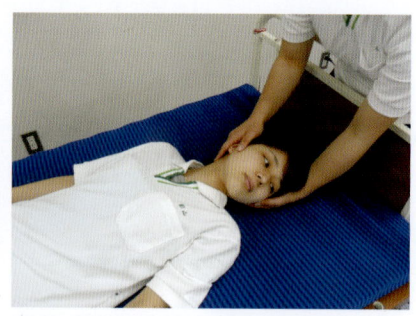

図⓰ 頸部の柔軟性運動。回旋

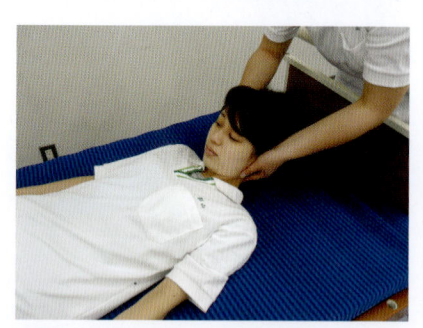

図⓱ 頸部の柔軟性運動。前屈

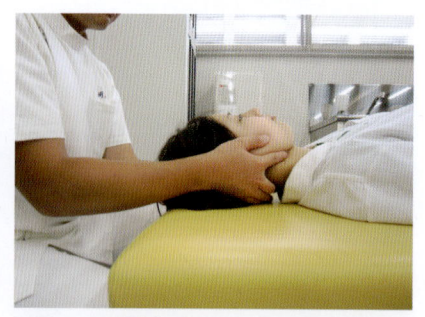

図⓲ 顎の前方引き出しと舌骨上・下筋群のストレッチング

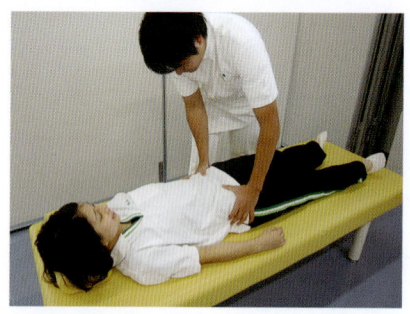

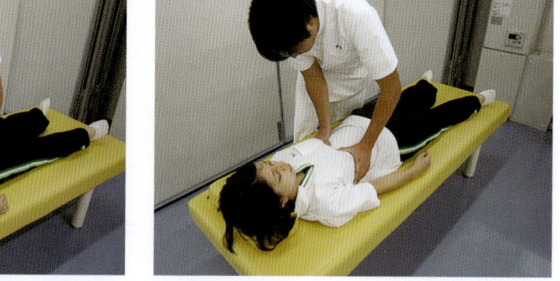

図⓳ 姿勢調整運動①・背臥位で骨盤・胸郭の位置を調整

18）。

④姿勢の調整運動

・座るための準備として、背臥位にて骨盤胸郭の位置を正中位に保てるように整える（図19）。

・座位で肩甲帯の柔軟性改善運動を行い、肩甲帯の伸展による脊柱の伸展を促す（図20）。

・胸骨を固定して、脊柱に対して直接伸展運動を行う（図21）。このとき、呼吸に合わせてゆっくりとなるよう患者に意識さる。

・座位姿勢が安定せず、座位での動作時に左右差がある場合、脊柱の側方への可動性と立ち直り反応を促すため、下部体幹を斜め上に引き上げる（図22）。

・上部胸郭を固定し、側方への移動を行う。これにより骨盤帯の機能的な運動が可能となり、座位姿勢の安定に繋がる（図23）。

・脊柱に垂直方向に荷重をかける。脊柱を機能的に支える深部筋の活性化と坐骨のイメージ化ができ、脊柱の安定化が得られる（図24）。

4．まとめ

舌運動と体幹機能に着目し、黒岩恭子氏が実践

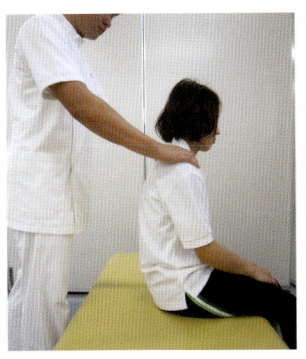

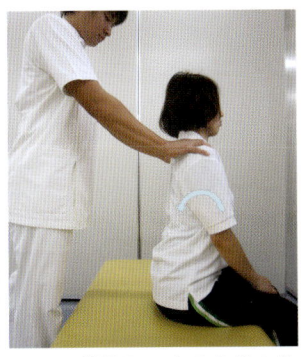

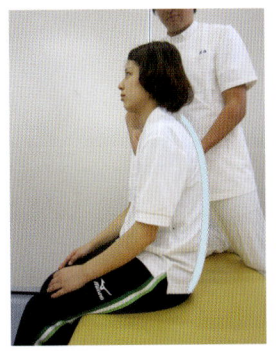

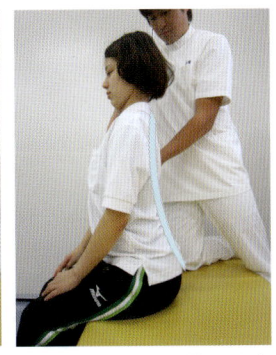

図⑳ 姿勢調整運動②・座位での肩甲帯伸展による脊柱の伸展運動

図㉑ 姿勢調整運動③・呼気に合わせ、脊柱の伸展を患者自身による意識的に行う運動を誘導する

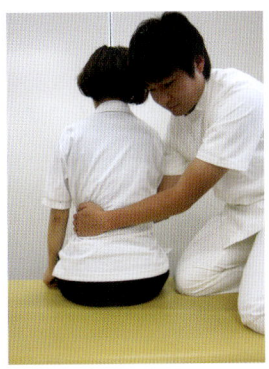

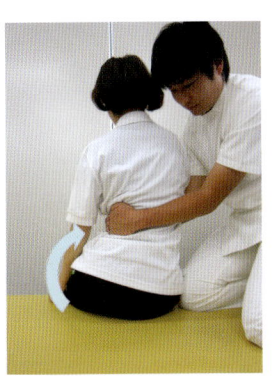

図㉒ 姿勢調整運動④・脊柱の側方への可動性と立ち直り反応を促す

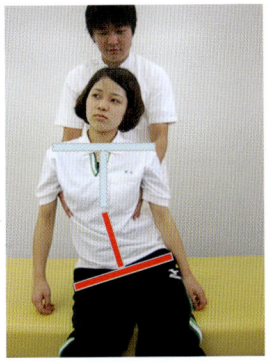

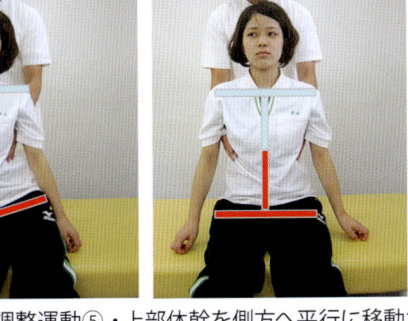

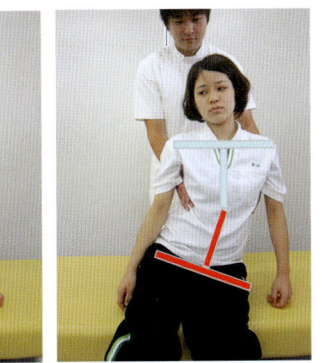

図㉓ 姿勢調整運動⑤・上部体幹を側方へ平行に移動させる。脊柱の側方への可動性と立ち直り反応を引き出す

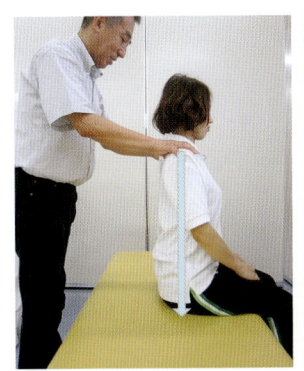

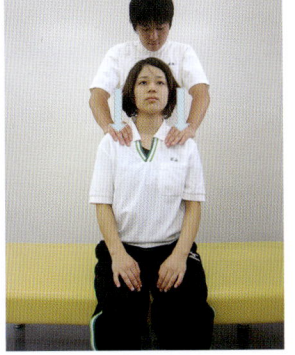

図㉔ 姿勢調整運動⑥・脊柱の垂直方向へ荷重をかけ、深部筋を活性化して脊柱の安定化を促す

している口腔ケアを、理学療法士として外部からサポートできる運動を紹介した。意識障害や中枢神経性の障害、骨折、呼吸器障害などで活動性が制限され、二次的な廃用症候群などによる摂食・嚥下障害もかなり増えている。舌運動や体幹の運動から行い、活動性をあげていくことが、寝たきりを減らし摂食・嚥下障害の改善に繋がると考える。

【参考文献】
1) 冨田昌夫：生態心理学的な概念を応用した運動療法. 神経系理学療法学, 医歯薬出版, 東京, 2005：257-278.
2) Carolyn, Lynn, Allen5th：Therapeutic Exercise：Foundation and Techniques. F. A. DAVIS Company, 2007.
3) 鈴木重行, 編：IDストレッチング第2版. 三輪書店, 東京：2011.
4) 栗山節郎、川島敏生：新・ストレッチングの実際. 南江堂, 東京, 2005.
5) 河田光博, 稲瀬雅彦：人体の正常構造と機能Ⅷ 神経系（1）. 日本医事新報社, 東京, 2004.
6) 執筆委員会：ポイントマスター専門科目編. 医道の日本社. 神奈川, 2011.
7) 枝広あや子：口腔機能改善へのリハビリテーションと指導. 呼吸器ケア, 8（7）：652-657, 2010.
8) 黒岩恭子：黒岩恭子の口腔リハビリ＆口腔ケア, デンタルダイヤモンド社, 東京, 2010.
9) 板場英行, 石井慎一郎訳：アナトミートレイン第2版. 医学書院, 東京, 2012.
10) 嶋田智明, 有馬慶美訳：筋骨格系のキネシオロジー第2版, 医歯薬出版, 東京, 2012.

4 口腔ケアによる医療費抑制の現状

「連携専門的口腔ケア」の重要性
——医療費抑制について

小河原克訓（千葉大学大学院医学研究院　臨床分子生物学）
丹沢秀樹（千葉大学大学院医学研究院　臨床分子生物学）

要約

　我が国の医療財政の危機的社会情勢において、患者さんのQOLの向上、利益のために、また医療費削減のために、歯科医師が行う専門的口腔ケアの役割は大きい。更に、必要に際し、全身疾患の治療とともに行う医科との「連携専門的口腔ケア」も推奨したい。これらの口腔ケアが患者さんにとってのQOLの向上、利益に繋がり、加えて医療費の削減と国民負担の軽減に貢献することを一般に認識されることが望ましい。そして、歯科医師はこの事実を啓蒙する責務があると考える。

　本項では、実際の口腔ケアの有効性、方法等について解説するので、患者教育を含めた口腔ケアの啓蒙活動に活用していただけたら幸いである。

Key word ● 口腔ケア／連携専門的口腔ケア／医療費高騰抑制

　医学の進歩はめざましいものの、超高齢社会を迎え、国民1人当たりの国内総生産（名目GDP）順位も年々下落し、国民所得の伸びを上回る国民医療費の高騰は医療界を取り巻く環境をかなり厳しいものにしている。少子化により、更に財政的に医療制度を圧迫し続け、医療財政崩壊寸前の状態となっている。このような経済状況の時代であるからこそ、一刻を争う財政健全化が求められ、明確な政策のもとに医療制度改革を進めることが我が国の急務であると考えられる。

医療制度改革：
計画的な医療費適正化対策における口腔ケア

　我が国の医療保険制度は世界に誇れるものであり、世界最長の平均寿命や高い保険医療水準を達成してきた。しかしながら、医療費の高騰により、このまま国民皆保険を保持し、医療制度を将来にわたり維持していくことは極めて困難な状態である。このため、医療水準を適正に保ちつつ、医療の効率化、医療保険制度の財政的強化を含めた医療制度改革を進めることが重要である。

　医療財政の建て直しの手段として、患者自己負担額の増加、保険料の増額、診療報酬点数の減額、混合診療の認可、診療報酬の包括払い制度の導入、医療費の総額管理制度の導入等が考えられてきた。これらの改革により、見かけ上の医療費の上昇が抑えられ、医療制度の維持目的に限局した財政の建て直しには、有効であったかもしれない。しかし、実際には、患者さんに対する1人当たりに必要な医療・医療費は減少していない。逆に、地域によっては医療の需要は減少していないにもかかわらず、診療報酬点数の減額により病院経営が破綻して閉院する病院・診療科が増加し、医療の需要と供給のバランスが崩れ、医療崩壊が起こっている地域が存在しているのも現実である。

　このような現実に対応するには、実際に患者さんが医療を必要とする機会が減少するよう、糖尿病・高血圧・高脂血症等の生活習慣病の予防、平均入院日数の短縮を図るなど、計画的な医療費の

適正化対策にもっと重点を置くべきである。上記対策を実現する具体策の一つとして、入院患者に対し「連携専門的口腔ケア」を実施することを提案する。

口腔ケアとは

口腔ケアとは、「口腔の疾病予防、健康保持・増進、リハビリテーションにより生活の質（QOL）の向上をめざした科学であり技術である」と定義されている[1]。また、口腔ケアには、口腔保健指導、口腔清掃に始まり、歯周病の予防を行う「器質的口腔ケア」と、う蝕治療、歯周治療、義歯作製を行い、また摂食・嚥下・発音・構音機能、その他重要な機能を維持・改善させる「機能的口腔ケア」が含まれる。しかし、医療人や医療関係者のなかにも、口腔ケアとは口腔保健指導、口腔清掃、歯周病の予防を行う「器質的口腔ケア」が主であると考えている方がまだまだ、多いように感じる。

口腔は、食物を咀嚼・摂取するという働きだけではなく、発音や呼吸という重要な役割を担っている。そのため、呼吸器感染症をはじめ、全身疾患（脳卒中、心臓疾患、敗血症、糖尿病、骨粗鬆症、掌蹠膿疱症、早期低体重児出産など）の発症とも密接な関連をもっている。従って、口腔の機能向上を目的とした口腔ケアは、生活の質を維持するためだけではなく、種々の疾病の予防にも繋がる。具体的には、口腔ケアにより、う蝕や歯周病、口臭の予防に始まり、口腔機能の回復・改善、認知機能低下の予防や食欲増進、誤嚥性肺炎や感染症の予防、摂食・嚥下・発音・構音機能のリハビリテーション、口腔乾燥や味覚異常の予防、全身緊張感の緩和、ブラッシングによる上肢・手指のリハビリテーション、老化・認知症予防等にも繋がる。

このように、口腔ケアとは「器質的口腔ケア」と「機能的口腔ケア」を合わせ、全身疾患とも関連する「連携専門的口腔ケア」も含めていう。

口腔ケア施行にあたって

全身疾患の合併症で起こる口腔症状も存在するため、まずは口腔ケア（care）の実施前に、既往症や全身疾患の把握、口腔状態を診断し、必要な治療（cure）も行うべきである。ケアの主な目的は口腔疾患の予防、健康増進や全身疾患への治療の補助・支援であるのに対し、治療は患者さんの病状の改善を目指すものである。

従って、診断の結果によっては、全身疾患を含めた口腔のケアと治療は並行して患者さんに行われるべきである。つまり、口腔だけではなく全身にも、また、ケアだけではなく治療にも目を向けた全人的な管理を行い、全人的口腔ケアが施行されなければならない。

口腔ケアの方法

口腔ケアの方法については、個々の患者さんの口腔状態や全身状態によって、施行の仕方を変える、オーダーメイドの口腔ケアが提供されなければならないと考える。

歯牙が存在する場合（有歯顎）としない場合（無歯顎）、また、食事の経口摂取が可能な場合と不可能な場合で、少なくとも口腔ケアの施行方法を変えるべきである。口腔ケアの効果によりその施行頻度も変えることを推奨する。

全身状態についても考慮すべきであるが、本項ではこの点については考慮せず、一般的な口腔ケアについて紹介する。

1）有歯顎で、経口摂取が可能な場合

まず、含嗽を行い、大きな食物残渣を排出すると同時に、口腔内を潤す。続いて、ブラシ等で口腔粘膜間の貯留食物残渣と付着乾燥上皮を除去す

4 口腔ケアによる医療費抑制の現状

る。更に、歯ブラシにて歯牙や歯頸部の汚れを除去する。次に、舌ブラシにて舌の汚れを除去する。その後、再び含嗽し、唾液や除去した汚れを口腔外に排出する。最後に、保湿剤にて口腔を湿潤させ、終了となる。

2) 有歯顎で、経口摂取が不可能な場合

まず、口腔内に保湿スプレーを噴射し、湿潤状態にする。続いてブラシ等で口腔粘膜に付着している痰や乾燥上皮を除去する。更に歯ブラシにて歯牙や歯頸部の汚れを除去する。次に、舌ブラシにて舌の汚れを除去する。また、口腔内の汚れた唾液や除去した汚れを濡れガーゼにて清拭する。加えて、手指による顔面・唾液腺マッサージや顔面体操・舌リハビリを行う。最後に口腔内に保湿スプレーを噴射して口腔を湿潤させ、終了となる。

3) 無歯顎で、経口摂取が可能な場合

義歯を入れている場合は外して、義歯を歯ブラシや義歯用ブラシで清掃する。含嗽し、大きな食物残渣を排出すると同時に、口腔内を潤す。続いてブラシ等で口腔粘膜間の貯留食物残渣と付着乾燥上皮を除去する。続いて軟らかい歯ブラシあるいはトゥースエッテにて歯肉の汚れを除去し、マッサージする。次に、舌ブラシにて舌の汚れを除去する。再び含嗽し、唾液や除去した汚れを口腔外に排出する。最後に保湿剤にて口腔を湿潤させ、終了となる。

4) 無歯顎で、経口摂取が不可能な場合

義歯を入れている場合は外して、義歯を歯ブラシや義歯用ブラシで清掃する。口腔内に保湿スプレーを噴射し、湿潤状態にする。続いてブラシ等で口腔粘膜に付着している痰や乾燥上皮を除去する。更に軟らかい歯ブラシあるいはトゥースエッテにて歯肉の汚れを除去し、マッサージする。次に、舌ブラシにて舌の汚れを除去する。また、口腔内の汚れた唾液や除去した汚れを濡れガーゼにて清拭する。加えて、手指による顔面・唾液腺マッサージや顔面体操・舌リハビリを行う。最後に口腔内に保湿スプレーを噴射して湿潤させ、終了となる。

以上、個々の口腔状態にあった口腔ケアを、できれば毎食後行う。そして、この口腔ケアの効果を随時、評価し、患者ごとに口腔ケアの施行方法や頻度を、より効果が出るように検討していかなければならない。

口腔ケアの有効性

口腔ケアを積極的に取り入れることにより、①入院在院日数の短縮、②口から栄養摂取できるまでの期間の短縮、③術後肺炎等による合併症の発症率低下が、多くの施設研究で示され、しかも、いずれも医療費削減に繋がっている統計が報告されている[2]。しかし、エビデンスレベルの高い報告は少ないのが現実である。

そこで、当院(千葉大学医学部附属病院)当科(歯科・顎・口腔外科)入院患者さんのなかで、口腔悪性腫瘍患者279名に対する口腔ケア効果についてのコホート研究により、比較検討を行った。口腔ケア施行群では、非施行群に比べて平均在院期間が71日から61日になり、10日間短縮するという結果となった(**図1**)。

治療法別に比較検討しても、手術療法、放射線治療、化学療法施行群すべてにおいて、口腔ケア施行群で平均在院期間が短縮する結果となっていた。放射線療法後の合併症(皮膚炎、粘膜炎等)に対しても、口腔ケア施行群において早期改善が認められ、治癒期間の短縮が可能であった。術後の抗菌薬平均投与期間においても、口腔ケア非施行

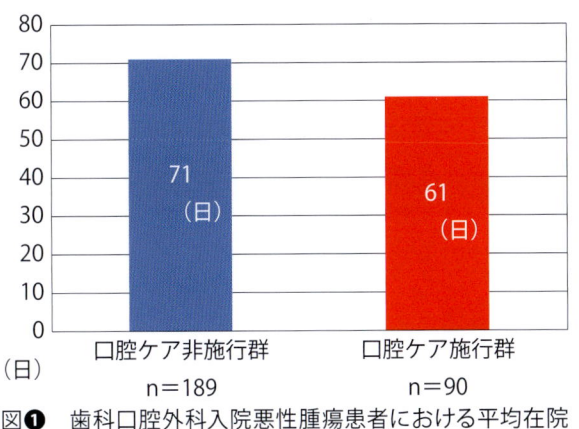

図❶ 歯科口腔外科入院悪性腫瘍患者における平均在院期間

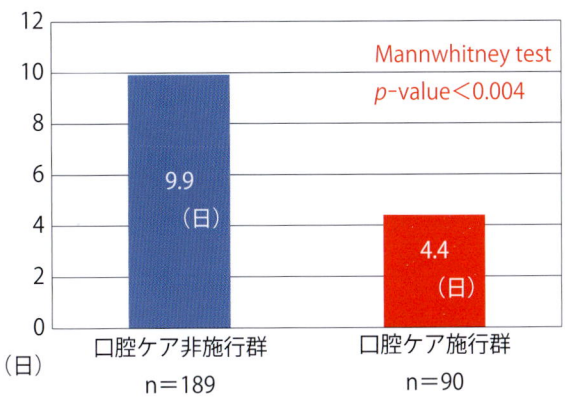

図❷ 歯科口腔外科入院悪性腫瘍患者における手術後抗菌薬平均投与期間

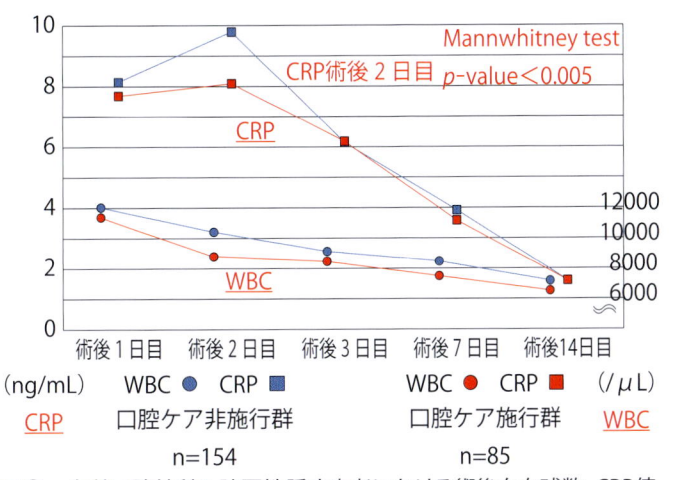

図❸ 歯科口腔外科入院悪性腫瘍患者における術後白血球数・CRP値

群では9.9日間必要であったのに対し、施行群では4.4日間と50％以下に短縮する結果となった（図2）。更に、術後抗菌薬平均投与期間の短縮にもかかわらず、口腔ケア施行群では炎症の指標となる術後血液検査値であるC反応性蛋白（CRP）値や白血球数値の早期改善も認められた（図3）。

このように、当科入院患者さんに対して口腔ケアを実施することが、平均在院期間の短縮・術後抗菌薬平均投与期間の短縮・合併症治癒期間の短縮に繋がり、患者さん1人当たりの加療を減少させ、医療費高騰の抑制に貢献したといえるであろう。当科だけではなく、他科の入院悪性腫瘍患者さんにも当科口腔ケア外来を受診していただき、口腔ケアを行っている。口腔ケア外来受診患者数が多かった血液内科、小児科、放射線科、消化器外科、心臓血管外科においても、口腔ケア施行群では非施行群に比べ、平均在院期間がそれぞれ41日間、19日間、18日間、6日間短縮するという結果となった（図4～8）。他科入院患者さんに対しても口腔ケアを実施することが平均在院期間の短縮に直結し、医療費高騰の抑制にも貢献できていた。

しかも、口腔ケアは人工呼吸器関連肺炎（VAP）発症の予防にも貢献すると考えられている。当院集中治療室入院患者さんに対し、人工呼吸管理中に発症する肺炎の累積罹患率についても検討された。口腔ケアにより人工呼吸管理中の肺炎発症及

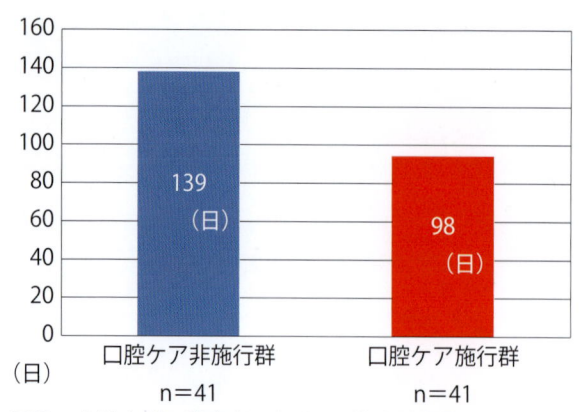

4　口腔ケアによる医療費抑制の現状

図❹　血液内科入院患者における平均在院期間
口腔ケア非施行群 n=41：139（日）
口腔ケア施行群 n=41：98（日）

図❺　小児科入院患者における平均在院期間
口腔ケア非施行群 n=30：130（日）
口腔ケア施行群 n=47：111（日）

図❻　放射線科入院患者における平均在院期間
口腔ケア非施行群 n=30：84（日）
口腔ケア施行群 n=20：66（日）

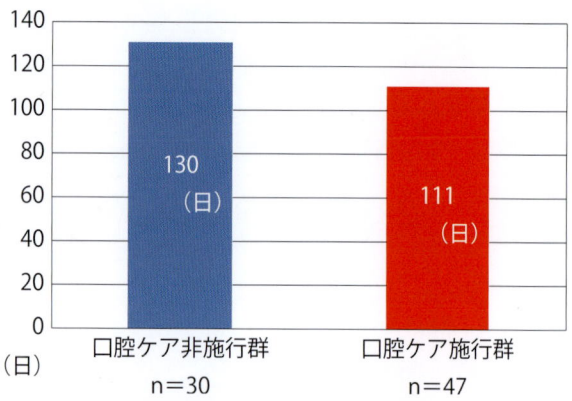

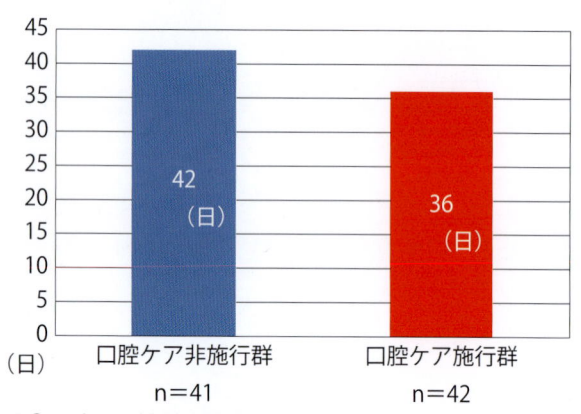

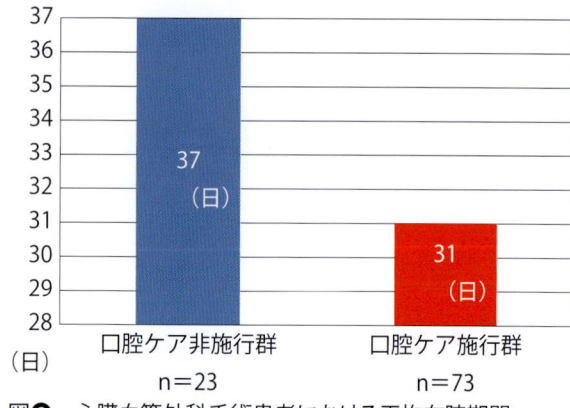

図❼　消化器外科手術患者における平均在院期間
口腔ケア非施行群 n=41：42（日）
口腔ケア施行群 n=42：36（日）

図❽　心臓血管外科手術患者における平均在院期間
口腔ケア非施行群 n=23：37（日）
口腔ケア施行群 n=73：31（日）

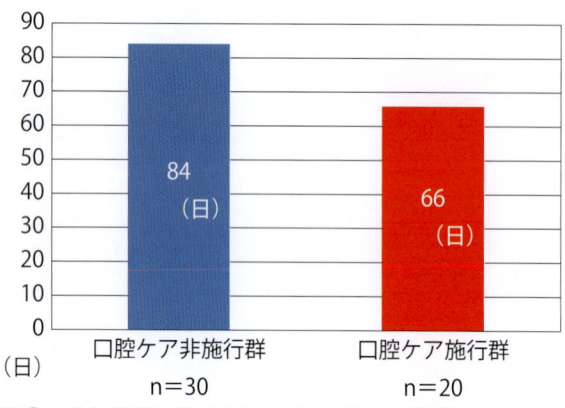

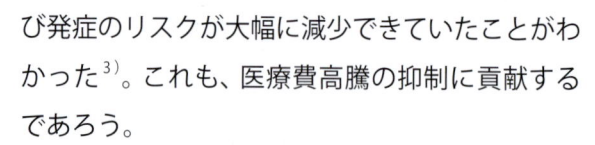

び発症のリスクが大幅に減少できていたことがわかった[3]。これも、医療費高騰の抑制に貢献するであろう。

以上より、医療費高騰の抑制に口腔ケアが有効であると考えられる。

実際、これらの結果より単純に計算すると、当科入院患者さんの場合、入院期間が10日間短縮し、抗菌薬投与期間が5.5日間短縮するだけでも、1人当たりの医療費は24,220円（入院基本料に加算料含む）×10日＝242,200円、2,620円（点滴料、抗菌薬料を含む）×5.5日＝14,410円で合計256,610円の削減に繋がる。当院には1日約60人の患者さんが入院している。すると、これはあくまでも単純計算であり、口腔ケアだけの効果ではないが、当院だけで年間約40億円以上の医療費の削減になる。

口腔ケアによる効果の仕組み及び口腔内平衡状態保持との関連

口腔ケアの効果としては、口腔清掃・歯周治療による口腔内細菌叢の正常化、口腔リハビリテーション・歯科医療などによる口腔機能の維持・回復、経口栄養摂取や栄養改善による免疫力上昇等の因子が影響しているうえに、各因子の相乗効果

も生じていると考えられている。

　口腔は、口唇・頬粘膜、歯牙、顎骨（上・下顎骨）、歯肉、舌など、さまざまな組織や器官が物理的、力学的平衡を保って、理想的な口腔機能を発揮している。例えば、歯牙に関しては、外側からの口唇や頬粘膜の力、内側からの舌の力により、水平的な位置関係を保っている。上下的な位置関係についても上下顎の歯牙の調和、咬合平面を適正に保つことにより、顎関節や咀嚼筋と調和を保っている。しかし、いずれかの一つでも状態が悪くなると、他の部位にも悪影響が生じ、口腔内の平衡状態が崩れる。この口腔内平衡の崩壊が全身にも影響する。この悪影響に歯止めをかけるためにも、早期の口腔ケアが必要であると考える。

口腔ケアに対する評価：平成22・24年度診療報酬改定に至るまで・及び今後の展望

　口腔ケアに対する評価及び考え方や有効性は、ゆっくりではあるが着実に浸透してきたように感じる。具体的には平成22年度診療報酬改定内容と平成24年度診療報酬改定内容を比較すると理解できる。平成22年度厚生労働省診療報酬改定における社会保障審議会の基本方針として、救急・産科・小児・外科等の医療の再建、病院勤務医の負担軽減のほかに、充実が求められる領域として歯科医療が挙げられていた。

　その歯科医療における主な改定項目としては、在宅歯科医療の推進、障害者歯科医療の充実、在宅及び障害者歯科医療の後方支援病院の機能強化、患者の視点に立った歯科医療、生活の質に配慮した歯科医療、X線撮影料の評価体系の見直し、歯科固有の技術の評価の見直し、歯科矯正診断料の施設基準等の見直し、新規医療技術の保険導入が掲げられた。

　これらに加えて、平成22年度診療報酬改定における口腔ケアに関しては、術後専門的口腔衛生処置（1口腔につき）80点が新規増設された。しかし、口腔ケアが他領域の手術後に関しても有効性が認められているにもかかわらず、その対象手術はかなり限定されていた。また、術前から口腔ケアを施行したほうがより効果が得られる結果が出ているにもかかわらず、本診療報酬で認められているのは、術後に口腔ケア・清掃を行った場合、手術を行った日の属する月から起算して2月以内の期間において、月1回に限り算定可能となっていた。口腔ケアの有効性は手術後の患者さんに限定するのではなく、放射線療法や化学療法等の治療目的で入院されている患者さんに対しても口腔ケアの有効性が認められているにもかかわらず、本診療に対する診療報酬点数は平成22年度診療報酬改定時点では認められていなかった。また、咀嚼・嚥下・発音・構音機能、その他、重要な機能を維持・改善させる「機能的口腔ケア」に対しての診療報酬点数も、平成22年度診療報酬改定時点では認められていなかった。

　このように、2年前の時点では不十分ながら口腔ケア関連の診療報酬が立ち上がったのである。ところが、この2年間で口腔ケアの必要性や有効性が、関連学会だけではなく口腔ケアに取り組む医療機関等から発信され、国立がん研究センターと日本歯科医師会により口腔ケアを中心とした医科歯科地域医療連携システムの構築がなされ、各歯科医師会においてもがん患者に対して口腔ケアを積極的に取り組もうとする試みが広がった。

　これを受けて、平成24年度診療報酬改定において周術期口腔機能管理計画の策定、口腔機能の評価・管理に対し、周術期等口腔機能管理計画策定料、周術期等口腔機能管理料（Ⅰ）（Ⅱ）（Ⅲ）の算定が可能となった。これは、口腔ケアに対する重要性や必要性が浸透し、理解されてきていることの証と考えてよく、高く評価できる。

4 口腔ケアによる医療費抑制の現状

まだまだ対象疾患にも制限があり、患者さんの口腔ケアを含めた高度な医療を提供しながら、今回、認められなかった疾患に対する口腔ケアの有効性の評価目的の研究に力を注がなければならない。口腔ケアに対する大規模なランダム化比較試験などを行い、エビデンスレベルの高い報告も必要であろう。この点は、我々研究機関の責務と考える。

現在、口腔ケアを行う際に各施設間で問題になっているのが、エビデンスに基づいた統一した口腔ケアが確立されていないことである。EBMに基づいた一定水準の口腔ケアが実施されるように、また、臨床現場で遭遇した疑問を解消するために、口腔ケアのガイドライン作成も早急に行うべきである。

口腔ケアにおける歯科医師の役割：専門的口腔ケアの需要・必要性

医療費高騰抑制にも有効であり、認知されつつある口腔ケアを患者さんに提供するうえで、歯科医師は「まず、何をすべきか」、「次に何ができるか」を考える必要がある。

歯科医師は口腔ケアを提供する前に、必ず既往症や全身疾患を把握し、現在の口腔状態が口腔ケアの提供のみで改善可能であるのかを診断すべきである。口腔ケアのみでは治療できない口腔疾患や全身疾患からの影響による口腔疾患が存在することを理解すべきである。

例えば、シェーグレン症候群に伴う口腔乾燥、Ca拮抗薬による歯肉増殖症、梅毒トレポネーマ感染に伴う粘膜疹、脳疾患に伴う口腔機能障害など、全身疾患に伴う口腔疾患が数多く存在する。それらを見逃して、口腔ケアを継続してしまうことだけは、絶対に避けなければならない。このような口腔状態の場合、全身疾患の治療とともに行う医科との「連携専門的口腔ケア」が必要であることを理解したうえで、歯科治療・専門的口腔ケアを行うべきである。

歯科医療（専門的口腔ケア）は、食や会話という人間の生活の根幹にかかわり、生きる力を支援する生活の医療でもあるといえる。医科との「連携専門的口腔ケア」の重要性を理解しないで歯科医療（専門的口腔ケア）に固執しまうと、患者に対し更なる苦痛を与えることもあると、歯科医師はまず理解する必要がある。

次に、歯科医師は人間の生活のなかで重要である口腔機能の維持に努めなければならない。最低でも、口腔機能の廃用症候群に陥ることは避けたいところである。この口腔機能を維持するために、歯科医師は予防歯科に始まり、歯周病、う蝕を早期に治療し、歯牙の保存、口腔機能の維持に努めたい。しかし、もし不幸にして歯牙を失い、口腔機能の一部を失ってしまった場合は、なるべく早期にインプラントやブリッジ、義歯等にて改善・補修することが重要となる。つまり、早期の専門的口腔ケア・治療が必要となる。これを怠り、口腔機能を失っている期間が長くなる程、元の機能に戻すのは極めて困難になり、廃用症候群に陥ることとなる。

例えば、抜歯後に補綴処置等をせずに、軟食のみ摂取していると、口腔機能がそれに慣れてしまい、その後、常食に戻そうとしても困難となる。しかも、歯肉や残存歯、顎関節にまで異常、かつ余分な負担がかかることになる。また、歯牙の喪失により良好な食塊形成ができず（準備期障害が原因の摂食・嚥下障害）、誤嚥の原因にも繋がる。更に栄養補給がままならなくなり、免疫力の低下等の全身面にも悪影響を及ぼしかねない。このためにも、早期に歯科医療（専門的口腔ケア）が必要であることはいうまでもない。

しかし、この必要性を理解していない、あるい

は理解していても専門的口腔ケアが施されていない外来通院患者、入院患者が多数いるのも事実である。実際、当院口腔ケア外来に受診された患者さんのうち、5割以上が歯科治療（専門的口腔ケア）の必要があったことが如実に物語っている。

以上、述べたように、医科との「連携専門的口腔ケア」の必要性を把握したうえで、歯科治療（専門的口腔ケア）は必須な医療であり、歯科医師法に基づく業務行為であることを歯科医師は認識し、口腔機能の維持・改善、あるいは口腔機能の廃用症候群・悪循環に陥らせないことが役割、責務と考える。歯科医師は専門的口腔ケアを患者に提供することはもちろん、それだけに留まらず、口腔ケアに対する大規模なランダム化比較試験や、早急な口腔ケアのガイドライン作成に力を注ぐべきである。

口腔ケアにおける多職種との連携：連携専門的口腔ケアの需要・必要性

口腔機能の維持に専門的口腔ケア・治療を含めた口腔ケアが必要であることは前項で述べた。しかし、広義の口腔ケアは医療や介護にかかわるさまざまな場面で他の職種により既に行われているのも現実である。例えば、看護の領域では、以前より療養上の世話として口腔ケアを行ってきた経緯もある。ここで、他の職種の経験や考え方を否定的に捉えるのではなく、歯科医師は歯科医師が行う専門的口腔ケアの啓発を促し、積極的に多職種との連携にかかわることが肝心である。つまり、歯科医師は医師、薬剤師、歯科衛生士、理学療法士、看護師、看護助手、栄養士等の多職種と綿密な連携を取り、情報を共有し、各々の領域の知識を深め、チームで口腔ケアを行うことが望ましい。

その際の留意点は前項で述べたが、必ず、既往歴や全身疾患を把握し、現在の口腔状態が口腔ケアの提供のみで改善可能であるのかを診断すべきである。更に、歯科治療（専門的口腔ケア）や口腔外科治療が必要ではないかを早期に診断すべきである。例えば、歯周炎と同じ炎症でも根尖病巣や骨髄炎や膿瘍形成等を伴う場合、専門的口腔ケアだけではなく、口腔外科治療が必要な状態であるといえる。それを見逃して、口腔ケアを継続してしまうことは避けなければならない。

このように、全身疾患の治療とともに歯科治療や口腔外科治療も必要である「連携専門的口腔ケア」が存在することを、医科各診療科の医師にも理解してもらいたい。「連携専門的口腔ケア」は、まず、医師と歯科医師による総合的な診断が必須で、そのうえで、ケアや治療が行わなければならない。

今後、院内だけでなく病診連携を利用して、地域診療所を含めたしっかりとした患者単位の地域包括口腔ケア支援体制を構築する、具体的な取り組みも検討していく必要があると考えられる。

まとめ

我が国の医療財政の危機的社会情勢において、医療費削減のためにも、歯科医師が行う専門的口腔ケアの役割は大きいと考える。このためには、医科と歯科との「連携専門的口腔ケア」による総合的なケアや治療が必須である。

これらの口腔ケアが患者さんにとってのQOLの向上、利益に繋がり、加えて医療費の削減と国民負担の軽減に貢献することになると確信する。

【参考文献】
1）山中克己：口腔ケアの概念の広がり．これからの口腔ケア；鈴木俊夫，他編．JJNスペシャル，73：8-11，2003．
2）大田洋二郎：がん患者に起こる口腔内症状とマネジメント．薬局，61(3)：422-427，2010．
3）Mori H, Hirasawa H, Oda S, et al: Oral care reduces incidence of ventilator-associated pneumonia in ICU populations. Intensive Care Med, 32: 230-236, 2006.

Column

口腔感覚の不思議
～舌でめまいを治す～

山中敏彰
奈良県立医科大学　耳鼻咽喉・頭頸部外科学講座

　厚生労働省は、2012年6月、我が国の健康寿命を、男性は70.42歳、女性は73.62歳と発表した。健康寿命とは、活動制限がなく自覚的に健康である年齢を指すが、高齢者が健康で生活の質をいかに維持できるかが、国の今後の課題となっている。加齢による平衡機能の低下は、日常・社会生活の活動性を低下させる直接の要因にもなることから、平衡機能の維持、向上がこれからの超高齢社会における重要なテーマと考えられる[1]。

　加齢により低下した平衡機能は、加齢性難聴など他の感覚障害と同様、回復させることは極めて困難である。このように感覚機能を再生させることができない場合には、それを補完する新しい感覚伝達系を設計することが重要と思われる。当科では、平衡感覚を舌の触覚系に置き換えて中枢へ代行伝達する平衡代行システムを開発し、めまい平衡治療に適用している[2,3]。

　本稿では、本システムの紹介とバランス機能を高めるという舌の新たな機能について解説する。

1. めまい・平衡障害と平衡制御システム

　めまいは、静止しているにもかかわらず、周囲や身体が動いている（回転したり、動揺や浮動したりする）ように感じる、空間・位置情報の混乱状態を現す感覚とされている。その発症には、入力された平衡感覚を脳を介して運動出力するという体内の平衡（制御）システムが密接にかかわっている。平衡システムの入力センサーとしての平衡覚には前庭覚、視覚、体性感覚（深部知覚）などがある。それぞれは独立した感覚であるが、脳幹に入力されると、前庭神経核を中心に小脳や大脳の影響を受けながら処理され、1つの平衡情報として統合される。統合された平衡情報は、眼運動系や脊髄運動系、自律神経系に出力され、平衡反射として表出されることにより身体の平衡がコントロールされている（図1）。このシステムが正常に機能すると体の平衡は保たれるが、どこかに障害を来たすとバランスは破綻し、姿勢や歩行を保つことができなくなり、これが大脳に及ぶとめまいが出現する[4]。

2. めまい・平衡障害の修復機構

　バランス入力感覚のなかで主要となるのが前庭器であるので、めまい疾患では、前庭由来のものが多くを占める。前庭性のめまい疾患では、一側の前庭器官が不可逆な損傷を受けても、中枢前庭系には神経回路を再編成させる特有の機転が働く。これが前庭代償と呼ばれる回復機構であり、通常はめまいや平衡障害は時間の経過とともに改善していくが[5]、この代償機転が停滞・遅延すると、めまいや体平衡障害は持続し

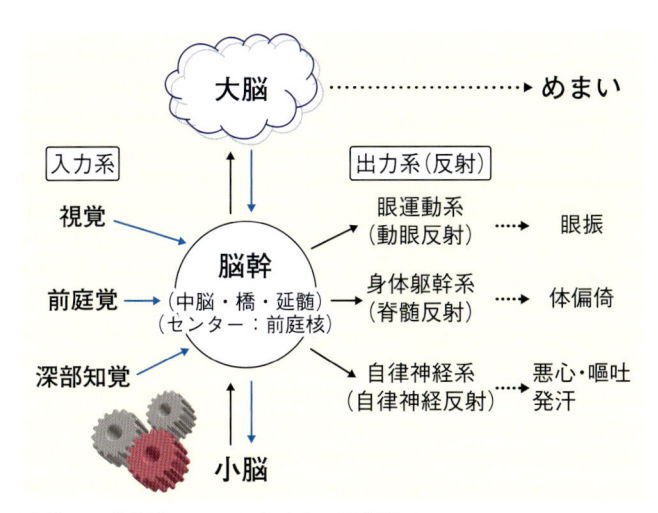

図❶ 平衡制御システムとめまい平衡障害

て慢性化する。このような場合、前庭覚に加えて他の平衡覚（視覚や体性感覚）の入力を強めて平衡制御システム（図1）を修復することが必要となる。この平衡覚（視覚、体性感覚）の置換・代用がうまく機能すれば、めまいや平衡障害は自然に改善することになる。しかし、平衡覚の利用がミスリードされて中枢で協調されなくなると、もはや修復機転は働かず、平衡障害が残存してしまう結果になる。

　例えば、視覚に依存性が強いと、動くものを見たり、眼を閉じるだけで、平衡制御が効かなくなる。暗がりや夜道ではバランスを崩してしまい、家の中でも暗いと転倒する危険が生じてくる。体性感覚に依存が強くなっても、少しの足場の変化にも対応できなくなる。凸凹道やスロープ、階段では上手に歩けないし、ヒトやものを除ける動作だけでもバランスを崩してしまう。このような状況下では、患者に肉体的のみならず精神的QOLの低下が認められ、日常生活や社会生活に多大な支障が出てくる。薬物療法、平衡リハビリ・理学療法、手術療法など現存の治療選択[6, 7]では対応不能となり、もはや改善の期待は乏しい。このような病態は、生体内の平衡制御システムが完全に働かなくなった状態、いわば"平衡（機能）不全"といえ、最重度の平衡障害を示すことになる。

3. 感覚代行方式の応用

　最重度平衡障害に対しては、別の感覚伝達系［ヒューマン（ブレイン）－マシーン・インターフェース〔Human（Brain）-Machine Interface：H（B）MI］］で平衡情報を脳へ伝達する"平衡機能を代行する治療"が試みられている。H（B）MIは、人（脳）と器械を直接繋いで相互に作用させるシステムを意味するが、脳から情報を取り出す運動出力型（狭義）だけでなく、広義には脳へ情報を入力する感覚入力型も含まれる。そのなかでも、別の感覚信号を代わりに脳に提示して、失われた感覚を生起・増強する感覚代行入力方式の実用化が進んでいる[8〜10]（**図2**）。この研究は、Bach-y-Ritaらによって開発された視覚を触覚で代用するシステム（Tactile Vision Substitution Systems）に端を開く[11]。以来、感覚代行技術は視覚系や聴覚系でその開発が盛んに進められ、一部のシステム機器が商品化されている。

　一方、平衡覚障害に対してはいまだ実用化には至っておらず、研究段階での報告が散見されるにすぎない。バランスの代用感覚としては触覚と聴覚を用いた機器が開発されている。頭部に装着した加速度ジャイロセンサーからの体平衡の情報を符号化して、胴部に振動触覚として伝えるシステム[12]や、2次元方向の直線加速度を感知するセンサーからステレオ音響のピッチとボリュームで体偏倚の方向と程度を知らせ

Column

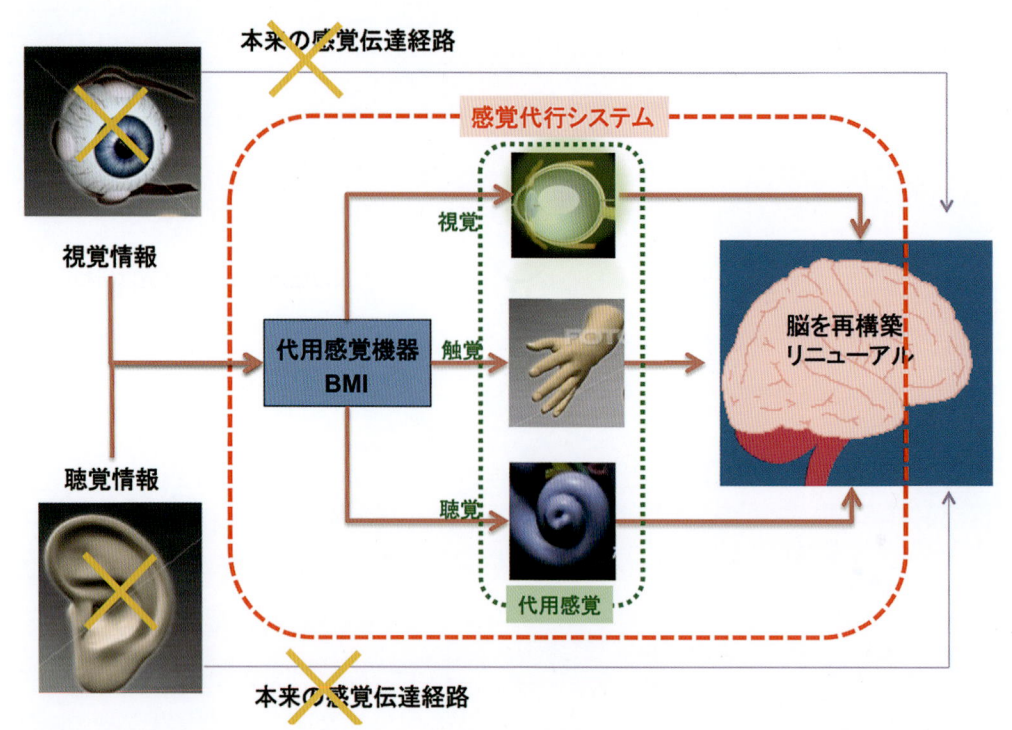

図❷ 感覚代行システムによる情報入力。本来の感覚伝達経路が損傷された場合、代用感覚機器(BMI)を用いて別の感覚伝達経路を設計し、脳へ情報を入力する。脳のダイナミックな情報処理能力や神経回路網の可塑性に期待して、失われた感覚器の代行情報を統合できるよう脳をリニューアルする

る、聴覚を利用した方式[13]など、平衡覚を代用感覚で認知させる試みがなされ、これらの代行感覚入力が脳での平衡調節機構に関与する可能性が示唆されている。

4．舌を用いる平衡代行システム

筆者は、感覚代行の先駆者であるBach-y-Ritaとの共同で、舌の触覚を通じてバランス情報を生体（脳）内へ提示するシステムを開発した（図3）。平衡情報のインターフェイスに舌を使用するアドバンテージとして次の5項目が挙げられる。
①舌の場合、ニューロン投射を受ける脳の領域が指先と同様に広範囲なので大量の触覚情報を獲得し処理することができる。
②舌の触覚情報は、三叉神経を介して脳幹に直接投射されるので、脳への伝導距離が短い。
③舌から入力を受ける三叉神経核は、前庭神経系の近傍に位置し、機能的にリンクしている。
④舌は体内（口腔内）に存在し、水平面に近似することから、傾き情報が身体中心軸近傍で提示され、刺激の方向が体の傾きに一致する。
⑤導電性のある唾液に満たされているため、指先刺激の3％の電圧しか必要としない。

このような理由から、体幹や頸部など他の触覚と比較して、舌が大きい改善効果をもたらすものと思われる[8,9]。

5．平衡代行システム機器とトレーニング法

本システムは、平衡感覚を舌の触覚で代行す

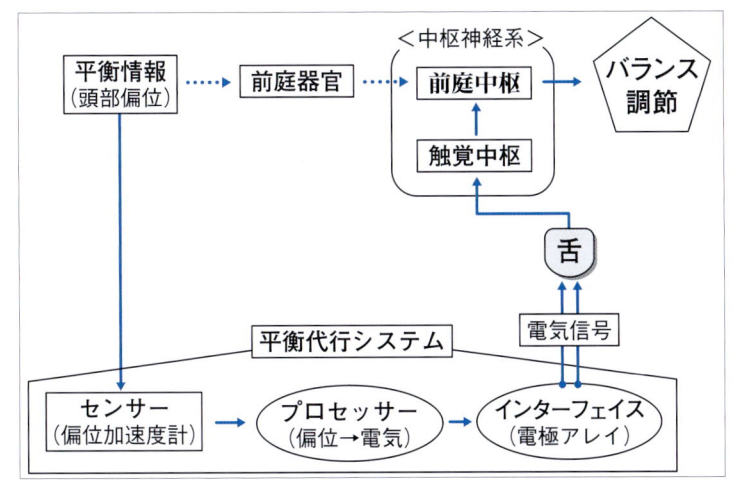

図❸ 平衡代行方式による情報伝達（参考文献[2]を引用改変）。前庭器官が損失されると、本来の伝達経路では感覚は伝わらないので、体の傾きなどの平衡情報を電気信号に置き換えて、触覚や聴覚を介する伝達経路を用いて情報を脳へ代行入力する。実線：感覚代行による情報伝達経路、点線：本来の感覚情報伝達経路

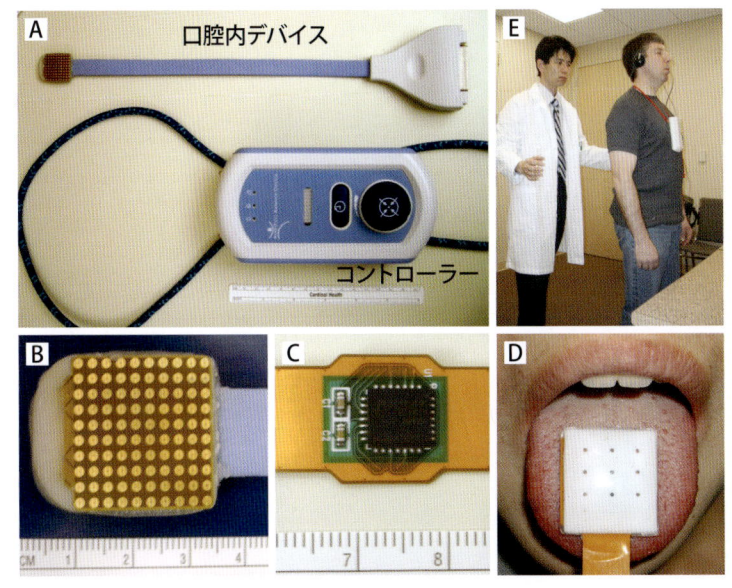

図❹ 舌触覚を用いた前庭代行システム機器（参考文献[2]を引用改変）。A：コントローラーと口腔内デバイス。B：微小電極(10×10)アレイ。C：頭部偏位センサー（加速度計）。D：舌表面に装着された触覚ディスプレイ。E：本システムによる平衡代行トレーニングの外観

る理論に基づいて設計されており、センサー部、情報変換部（プロセッサー）及びインターフェイス部の3部位から構成されている（**図4A**）。口腔内デバイスの先端に設置された、センサー部とインターフェイス部にはそれぞれ触覚ディスプレイ（**図4B**）と加速度計（**図4C**）が搭載され、コントローラーの中にあるプロセッサーと連結されている。

頭部偏位センサーで感知される重力加速度ベクトルから得られた体の偏倚・傾き情報は、プロセッサーへ送られ、同部位で記号・符号化されて舌とインターフェイスする触覚ディスプレイへ電気パルス信号として送られるように設計されている。触覚ディスプレイは100個（10×10）の微小電極からなる電極アレイで、電気信号を舌表面に呈示する。本システムでは、舌触覚から得られる電気信号情報でバランス方向が認識できるようになっている。例えば右に体が傾けば、舌の右側が刺激され、右に傾いていることを舌触覚を通じて対象者が認知できるよう

Column

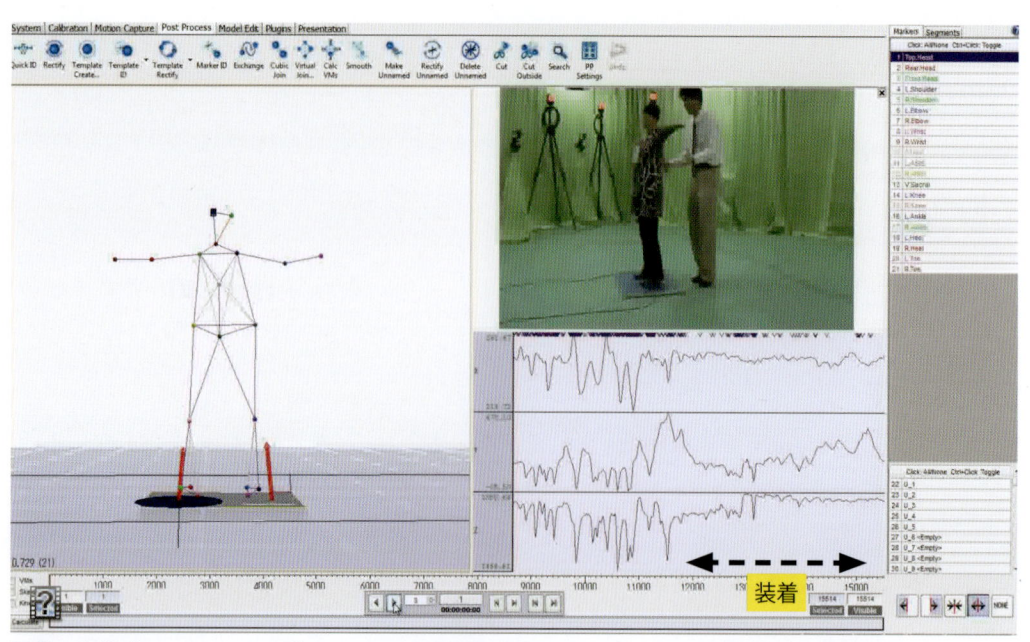

図❺　光学式モーションキャプチャーシステムを用いたフォースプレート立位解析による平衡代行トレーニングの効果（参考文献[3]を引用改変）。左コラムは光学式にキャプチャーされた身体に装着されたマーカーを示す。右上は実際の検査風景を表す。右下コラムは動揺波形を表す。Xは左右方向、Yは前後方向、Zは上下方向の動揺を示す。X、YZ軸とも装着（矢印点線）と同時に波形の振幅が減少し、動揺が即時に著明に減弱している

になっている。

　実際には、図4Dのように舌2/3前方の表面に電極アレイを置いて、舌触覚で感知された電気信号が常にセンターリングされるようにして姿勢を保持するトレーニングを行う。仮にシグナルが前方に移動すれば、後方へ移動させてシグナルを中央に保持するようにさせ、常時、舌の触覚（電気信号）に意識を集中させて体平衡を調節するように指導する。実際のトレーニング風景を図4Eに示す。治療前の対象者個々の平衡能力に応じて、開眼あるいは閉眼のRombergあるいはMann姿勢のうちトレーニングに最も適した立位姿勢を初回時に選択して開始し、その後は習熟程度により難易度の高いトレーニングプログラムへステップアップさせていく。5～20分間のセッションを1日2～3回行い、合計8週間のプログラムでトレーニングを行う。

6.効果と発現メカニズム

　これまで、平衡機能不全をきたした22例に対して本治療を行っているが、全例で、全く改善不能の平衡障害が改善し、約20％の症例でほぼ正常範囲内の平衡機能に回復する成績が得られている。デバイスを舌に装着すると立ち直り反射に近いスピードで即時の体平衡調節が可能となる。

　図5に光学式リアルタイム運動計測システムを用いた身体動揺の3次元立位解析による治療評価を示す。また、8週間のトレーニング後には装着しない状態でも、平衡障害は著しく軽減し日常生活においても支障なく行動できるまでになっている[2,3]。

　しかし、この驚くべき効果の発現メカニズム

についての詳細は明らかでない。舌の触覚情報は、三叉神経を介して脳幹の三叉神経核に直接投射されるが、同核は解剖学的にも前庭神経核に隣接している。事実、三叉神経核と前庭神経核に相互のシナプス結合を有すること[14]や三叉神経終末が前庭神経核内に存在して前庭脊髄ニューロンに投射していること[15]から、三叉神経系と前庭神経系は密接にリンクしていることが示されている。このことから、即時効果は、舌触覚から入力されたバランス情報が三叉神経核から前庭神経核を経由して、皮質下（脳幹）レベルで前庭脊髄反射系に働いたことにより発現した可能性が考えられる。

一方、装着しないでもキャリーオーバーする効果については、脳内のどこでどのように伝達され処理されて働いたのかよくわかっていない。近年、視覚障害者の聴覚や触覚に代行刺激を与えると視覚皮質野までも活性化されることが、脳機能イメージングで示されていることから、異種感覚の脳における相互作用や連合・統合が感覚代行メカニズムの1つとして考えられている[16, 17]。このことから、舌触覚による代行入力が脳内に感覚の連合・統合をもたらし、前庭皮質中枢を活性化したことにより平衡機能を獲得したのではないかと推察される。

7. 今後の展望

この前庭代行システムが生体内でどのように働くのか議論の余地はあるが、少なくとも、著明な有効性を示した事実から、難治バランス障害に対しての新しい画期的な治療モダリティとなる可能性が示唆される。本システムはバランス障害者のみならず、健常者の複雑な運動機能にも影響することが考えられ、スポーツ分野でも運動技術の向上に役立つ可能性がある。

また、冒頭でも述べたように、高齢者の平衡障害にも効果を現し、転倒やつまずき防止にも有効と思われ、今後、福祉医療としても貢献できるものと期待される。

【参考文献】

1) 山中敏彰：高齢患者における感覚機能の検査所見とそのみかた．JOHNS，28：1479-1485，2012．
2) 山中敏彰：感覚代行技術による最重度平衡障害の新治療．耳鼻臨床，102：527-538，2009．
3) 山中敏彰：平衡のニューロリハビリテーション．Equilibrium Res，71：120-135，2012．
4) 山中敏彰：めまいの診断・治療の最新知識．精神科，20：280-288，2012．
5) 山中敏彰：前庭代償の薬理．Equilibrium Res，59：543-555，2000．
6) 山中敏彰：慢性めまいのカクテル療法．MB ENT，20：14-21，2010．
7) 山中敏彰：内リンパ嚢手術—低侵襲的アプローチ．耳鼻臨床，103：592-593，2010．
8) 山中敏彰：感覚代行システムとバランス機能．Equilibrium Res，66：37-39，2007．
9) Bach-y-Rita P: Brain mechanisms in sensory substitution. Academic Press, New York, 1972.
10) Bach-y-Rita P, Kercel SW: Sensory substitution and the human-machine interface. Trends Cog Sci, 7: 541-546, 2003.
11) Bach-y-Rita P, Collins CC, Saunders FA, et al: Vision substitution bytactile image projection. Nature, 221: 963-964, 1969.
12) Kadkade PP, Benda BJ, Schmidt PB, et al: Vibrotactile display coding for a balance prosthesis. IEEE Trans Biomed Eng, 11: 392-399, 2003.
13) Dozza M, Chiari L, Horak FB: Audio-biofeedback improves balance in patients with bilateral vestibular loss. Arch Phys Med Rehab ,86:1401-1403, 2005.
14) Delmas C, Compoint C, Delfini C, et al: Organisation of reciprocal connections between trigeminal and vestibular nuclei in the rat. J Comp Neurol 409: 153-168, 1999
15) Diagne M, Valla J, Delfini C, et al: Trigeminovestibular and trigeminospinal pathways in rats: retrograde tracing compared with glutamic acid decarboxylase and glutamate immunohistochemistry. J Comp Neurol, 496: 759-772, 2006.
16) Pitio M, moesgaard SM, Gjedde A, et al: Cross-modal plasticity revealed by electrotactile stimulationof the tongue in the congenially blind. Brain, 128: 606-614, 2005.
17) Poirier C, Collignon O, Scheiber C, et al: Auditory motion perception activates visual motion areas in early blind subjects. Neuroimage, 31: 279-285, 2006.

Index

索引

D

Deep Front Line 34

M

Mini-Mental State Examination 51

P

P300 60

Q

QOL の向上 83

い

命の絆 29
医療費の削減 76
咽頭挙筋 48
咽頭絞扼反射 56
咽頭残留 48
咽頭収縮筋 49
インナーマッスル 34

う

運動準備電位 61

え

衛生状態の改善 50
嚥下 36, 37
嚥下関連器官 36

お

オーダーメイドの口腔ケア 77
温度刺激 56

か

開口反射 32, 57
顔の体操 9
合併症治癒期間 79
ガム 29
感覚代行 85
感覚の連合・統合 89
顔面マッサージ 8

き

義歯 34, 35, 40, 44
器質的口腔ケア 77
機能的口腔ケア 77
頬筋 39
強擦法 68
筋萎縮 32
筋紡錘 28, 31, 32

く

「くるリーナブラシ」シリーズ 6
くるリーナブラシシリーズ 25, 33
くるリーナブラシの操作法 9

け

軽擦法 68

こ

口蓋筋 45, 46
口腔感覚 30
口腔乾燥 6
口腔機能 36, 37
口腔機能の評価・管理 81
口腔ケア 25, 28, 36
口腔ケアの有効性 76
口腔ケア法 28
口腔刺激 27
口腔周辺の筋肉 31

口腔内のストレッチ 8
口腔の協調運動 33
口腔領域の感覚 55
抗コリン作用 52
甲状軟骨 46
口唇 38
口唇や頬の筋肉 44
叩打法 68
喉頭蓋 46
喉頭下垂 42
口輪筋 38
誤嚥性肺炎 25, 50
拘縮 64
固有受容性神経筋促通法のストレッチング 67

さ
三叉神経 55
三叉神経核 89

し
視覚 84, 85
刺激 27
自原性抑制 66
自己喀出 26
歯根膜 29
姿勢調整 69
湿潤効果 25
湿性嗄声 25
嗅覚 27
周期性（間欠性）ストレッチング 67
周術期口腔機能管理計画の策定 81
揉捏法・揉捻法 68
術後抗菌薬平均投与期間 79
術後専門的口腔衛生 81
上行性網様体賦活系 61
小脳 32
食道入口部 49
触覚ディスプレイ 87
神経細胞 27
神経内科 33

人工呼吸器関連肺炎（VAP）発症 79
振戦法・振動法 68
身体動揺 88
振動刺激 31

す
随伴性陰性変動 61
ストレッチ 31, 32
ストレッチング 64

せ
生体防御反射 56
静的ストレッチング 67
咳反射 26, 52
舌 34, 41, 42, 43, 44
舌運動 64
舌筋 34
舌骨 40, 41
舌骨下筋 39, 40, 47, 71
舌骨上筋 39, 40, 42, 43, 47, 71
舌根 47
舌・舌骨・喉頭複合体 41, 42
舌のマッサージ 14
セルフ・ストレッチング 67
潜時 61
全人的口腔ケア 77
前庭神経核 89
前庭代償 84
前庭皮質中枢 89
セントラル・パターン・ジェネレーター 61
専門的口腔ケア 82

そ
咀嚼 29, 30, 60
咀嚼筋 39, 40

た
体幹筋 34
体性感覚 85
大脳皮質 57

91

Index

た
　ダイレクト・ストレッチング 68
　唾液 25, 26
　唾液腺 26
　唾液中枢 27
　唾液などの緩衝作用 57
　唾液分泌 24, 25, 50

ち
　聴覚 27

と
　頭部偏位センサー 87
　ドライマウス 26

に
　認知 61
　認知機能 50
　認知症 26

ぬ
　布のグローブ 14

の
　脳 28, 30
　脳科学 63
　脳幹 29
　脳卒中 28, 33
　脳波 60

は
　パーキンソン病 33
　廃用性萎縮 33
　バリスティック・ストレッチング 67
　反応時間 60

ひ
　鼻咽腔 45
　ヒューマン（ブレイン）―マシーン・
　　インターフェース 85
　表情筋 38

ふ
　副交感神経 52
　福祉医療 89
　不顕性誤嚥 52

へ
　平均在院期間 78
　平衡感覚 84
　平衡機能 84
　平衡リハビリ 85
　ペンフィールドのこびと 27

ほ
　防御反射 57
　棒付アメのストレッチ 9
　保湿剤 6
　ホムンクルス 63

ま
　マッサージ 68
　マッサージ効果 26

み
　味覚 25, 27, 53
　味覚の検知閾値 54

め
　めまい 84

り
　理学療法 85
　流涎 24
　輪状咽頭筋 49

れ
　冷点 34, 56
　連携専門的口腔ケア 76, 82

どうして？第2弾！

新・口腔の生理から？を解く

監修　森本俊文（大阪大学名誉教授）

A4判変型・144頁
オールカラー
定価（本体 6,400 円＋税）

CONTENTS より

▶どうして咀嚼が脳を活性化するのだろう？
▶どうして咀嚼が認知症の予防に有効なのだろう？
▶どうして鼻づまりのときは味が感じないのだろう？
▶どうして口は1つなのに鼻の孔は2つあるのだろう？
▶どうして熱いものを食べても「のどもと過ぎれば熱くない」のだろう？
▶どうして抜歯後に治りにくい痛みや異常感が生じることがあるのだろう？
▶どうして口を大きく開け続けることができないのだろう？
▶どうして「おえっ」となりやすい人でも食物は飲み込めるのだろう？
▶どうして口蓋には軟口蓋と硬口蓋があるのだろう？
▶どうして義歯で口蓋を覆って大丈夫な人と駄目な人がいるのだろう？

株式会社デンタルダイヤモンド社
〒101-0054　東京都千代田区神田錦町1-14-13　錦町デンタルビル
TEL 03-3219-2571(代) / FAX 03-3219-0707
URL : http://www.dental-diamond.co.jp/

黒岩恭子の
口腔リハビリ＆口腔ケア

使いやすいシート式
基本を身につけ、実践！

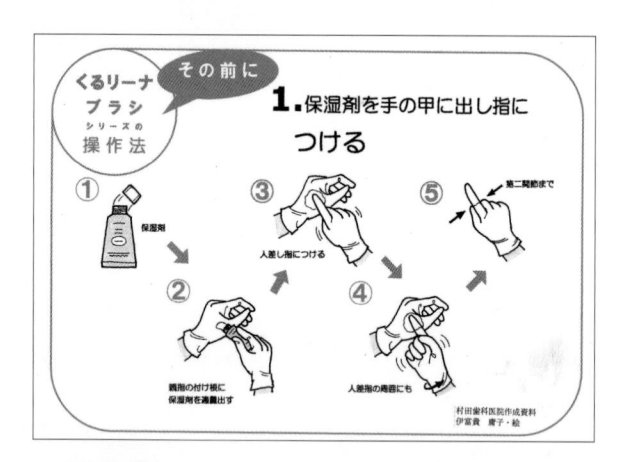

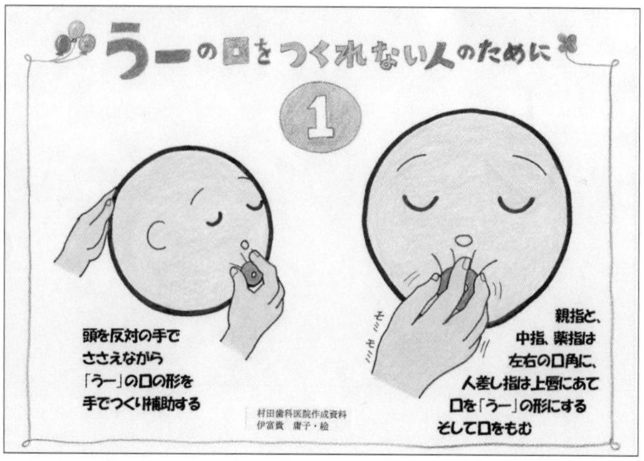

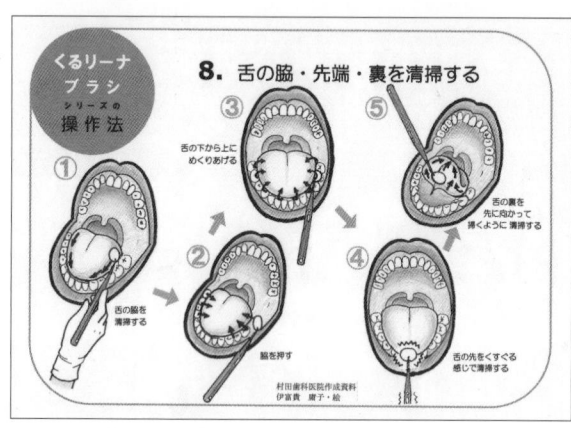

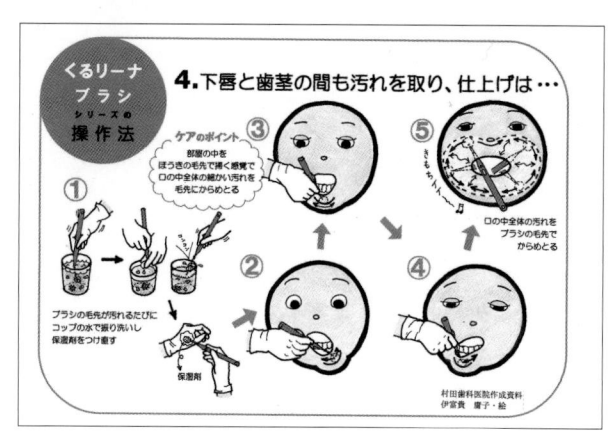

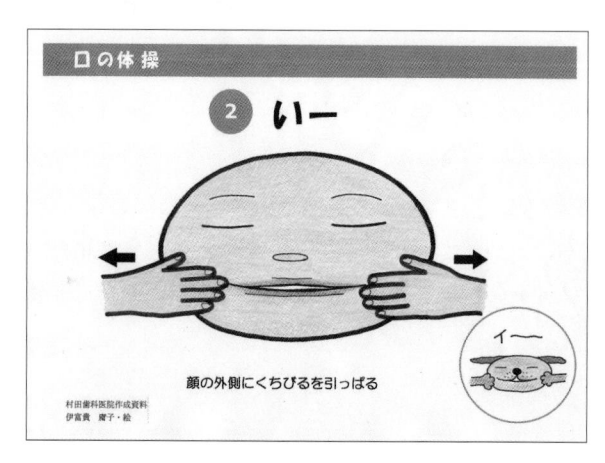

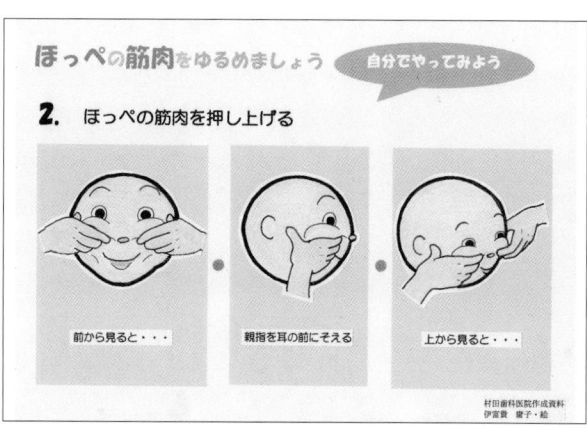

黒岩恭子 著
神奈川県開業・歯科医師

B5判 / 48頁 / オールカラー
定価（本体3,000円＋税）

株式会社 デンタルダイヤモンド社

〒101-0054　東京都千代田区神田錦町1-14-13 錦町デンタルビル
TEL 03-3219-2571（代）/ FAX 03-3219-0707
URL : http://www.dental-diamond.co.jp/

黒岩恭子の口腔ケア

在宅・施設・入院患者の口腔を悪化させないために

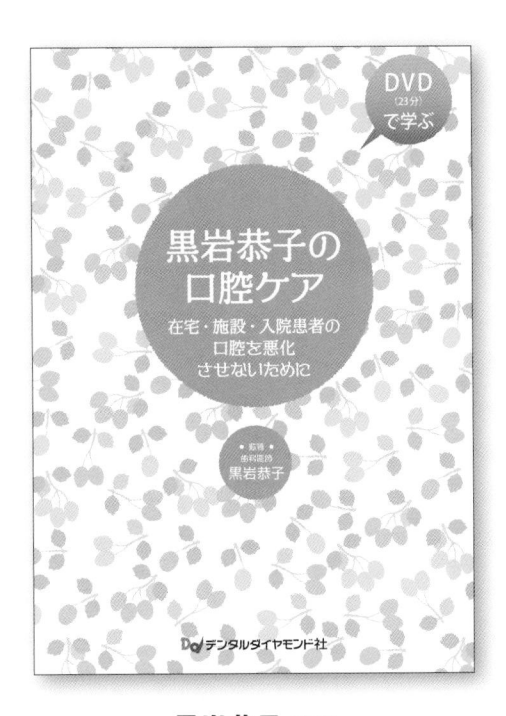

DVDで学ぶ (23分)

黒岩恭子 監著
神奈川県開業・歯科医師

A5判 / 16頁 / DVD23分
定価（本体 4,000 円＋税）

手早く、上手くでき、結果が伴う
スキル＆モチベーションがUP!!

主な内容

- くるリーナブラシシリーズによる基本的な口腔ケア 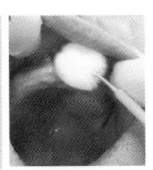
- 実験：お茶＋ミキサーゲル 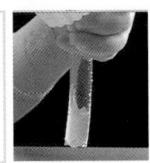
- 口腔ケアの前に──鼻腔のケア 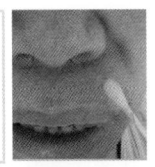
- 保湿剤を用いないで、ガーゼのみでケアを行った口腔 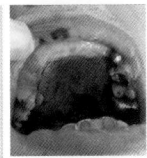
- 粘着性の痰や唾液の除去 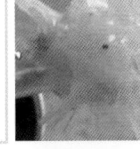
- 実験：おかゆ＋ミキサーゲル 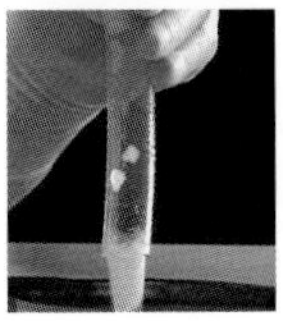
- くいしばって開口できない人を無理なく開口させる方法 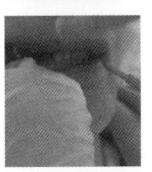
- 吸引操作で吸い込めない硬い痰の除去

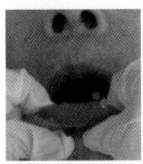

株式会社 デンタルダイヤモンド社

〒101-0054　東京都千代田区神田錦町1-14-13 錦町デンタルビル
TEL 03-3219-2571(代) / FAX 03-3219-0707
URL : http://www.dental-diamond.co.jp/

■編・著者略歴

北村清一郎（きたむら　せいいちろう）
1950年生まれ
1975年　大阪大学歯学部卒業
現在：徳島大学大学院ヘルスバイオサイエンス研究部教授（口腔顎顔面形態学分野）

柿木隆介（かきぎ　りゅうすけ）
1953年生まれ
1978年　九州大学医学部卒業
現在：自然科学研究機構生理学研究所教授（統合生理研究系）

井上　誠（いのうえ　まこと）
1963年生まれ
1994年　新潟大学歯学部卒業
1998年　新潟大学大学院歯学研究科修了
現在：新潟大学大学院医歯学総合研究科教授（摂食・嚥下リハビリテーション学分野）

金尾顕郎（かなお　けんろう）
1954年生まれ
1978年　行岡リハビリテーション専門学校卒業
1978年　大阪市立大学医学部附属病院
現在：森ノ宮医療大学保健医療学部教授

黒岩恭子（くろいわ　きょうこ）
1944年生まれ
1970年　神奈川歯科大学卒業
1975年　神奈川県茅ヶ崎市にて開業
現在：村田歯科医院院長

なぜ「黒岩恭子の口腔ケア＆口腔リハビリ」は食べられる口になるのか

発行日──2013年3月1日　第1版第1刷
　　　　　2017年3月21日　第1版第3刷
編・著──北村清一郎
発行人──濵野　優
発行所──株式会社デンタルダイヤモンド社
　　　　　〒113-0033
　　　　　東京都文京区本郷3-2-15　新興ビル
　　　　　TEL 03-6801-5810(代)
　　　　　http://www.dental-diamond.co.jp/
　　　　　振替口座　00160-3-10768
印刷所──共立印刷株式会社
ⓒSeiichiro KITAMURA, 2013
落丁、乱丁本はお取り替えいたします。

• 本書の複製権・翻訳権・上映権・譲渡権・公衆送信権（送信可能化権を含む）は、㈱デンタルダイヤモンド社が保有します。
• JCOPY〈㈳出版者著作権管理機構　委託出版物〉
本書の無断複写は著作権法上での例外を除き禁じられています。複写される場合は、そのつど事前に㈳出版者著作権管理機構（TEL：03-3513-6969、FAX：03-3513-6979、e-mail：info@jcopy.or.jp）の許諾を得てください。